LA

# TUBERCULOSE DU CHIEN

DU MÊME AUTEUR ET A LA MÊME LIBRAIRIE

---

Traduction du Traité de pathologie et thérapeutique spéciales de Friedberger et Frohner. 2 vol. grand in-8, en collaboration avec M. Ries, avec annotations de M. Trasbot, 1891-1892.

Traitement chirurgical du cornage chronique provoqué par l'hémiplégie laryngienne chez le cheval. avec 18 figures dans le texte, 1891.

De la castration du cheval cryptorchide. avec 11 figures dans le texte, 1893.

De l'ovariotomie chez la jument et chez la vache. avec 11 figures dans le texte, 1893.

# LA
# TUBERCULOSE DU CHIEN

PAR

## P.-J. CADIOT

PROFESSEUR A L'ÉCOLE VÉTÉRINAIRE D'ALFORT

———

**Avec 16 figures dans le texte**

———

PARIS

ASSELIN ET HOUZEAU

LIBRAIRES DE LA FACULTÉ DE MÉDECINE

et de la Société centrale de médecine vétérinaire

PLACE DE L'ÉCOLE-DE-MÉDECINE

———

1893

# TUBERCULOSE DU CHIEN

## I

## HISTORIQUE

Avant la découverte du bacille de la tuberculose, on avait à peine signalé cette maladie chez le chien, et son existence y était contestée par la plupart des auteurs. Les lésions de la tuberculose canine offrant souvent, à l'examen macroscopique, une grande similitude avec celles de la pneumonie lobulaire, de la strongylose, de la carcinomatose, de la sarcomatose et de la lymphadénie, leur véritable nature était restée méconnue. Cependant, dès 1839, Malin avait relaté l'histoire d'un chien paraissant bien avoir succombé à la phtisie pulmonaire : l'animal, qui appartenait à un tuberculeux, avait l'habitude de lécher les crachats de son maître ; il devint malade, présenta tous les signes d'une affection de poitrine et succomba au bout de quelques mois ; à l'autopsie, on trouva ses poumons presque complètement détruits par la suppuration (1). Les publications médicales et vétérinaires renferment quelques

(1) CADIOT, GILBERT et ROGER, Note sur la tuberculose du chien. *Compte rendus des séances de la Société de biologie*, 1891.

1

rares observations semblables. Mais ces faits anciens n'entraînent point la conviction : la preuve n'y est pas donnée qu'il s'agissait bien de la tuberculose.

En démontrant la spécificité et l'inoculabilité de celle-ci (1865), Villemin fit connaître un premier moyen d'en établir sûrement le diagnostic. C'est grâce à l'inoculation que Brusasco put, en 1882, affirmer l'existence de la tuberculose spontanée chez le chien. L'année suivante, Koch découvrit, dans les lésions tuberculeuses, le bacille qui est l'agent de l'infection. Dès lors, par l'examen bactériologique, la phtisie pouvait être facilement reconnue et différenciée des autres maladies caractérisées anatomiquement par des altérations tuberculiformes.

Malgré la révélation de ce critérium, qui permettait le diagnostic précis et rapide, on continue à considérer la tuberculose du chien comme une affection exceptionnellement rare. En France, de 1884 à 1890, cinq cas seulement sont relatés (Andrieu et Nocard, Bergougnion, Beugnot et Cadiot, Filleau et Petit). Le 17 janvier 1891, Gilbert, Roger et moi communiquions, à la *Société de biologie*, une note sur la tuberculose du chien, dans laquelle nous exposions l'état de la question et faisions connaître un remarquable cas de phtisie pleuro-pulmonaire. Bientôt Nocard, Benjamin, Bernheim, Chantemesse et Le Dantec en publièrent d'autres exemples. Après en avoir observé plusieurs nouveaux faits, je la recherchai sur les malades amenés à la consultation de l'école d'Alfort. En octobre 1891, j'en trouvai quatre cas, dont trois en deux jours. Le 30 juin 1892, dans une communication faite à la *Société centrale de médecine vétérinaire*, je signalai les particularités les plus curieuses des quatorze observations que j'avais recueillies à cette date. Depuis, il ne se passa plus de mois sans que j'en rencontrasse. Du 14 mars dernier au 7 avril, huit chiens tuberculeux me furent abandonnés ou succombèrent dans mon service (Voy. obs. XVI-XXIII). Du 1er octobre 1891 au 1er août 1893, c'est-à-dire en vingt-

deux mois, j'ai pu autopsier 40 tuberculeux sur un total de
9000 chiens présentés pendant cette période à la clinique d'Alfort, ce qui donne une proportion de 1 tuberculeux pour 225 malades, — sans compter les nombreux cas
*suspects* que je n'ai vus qu'une fois et ceux dans lesquels la
maladie ne s'accusait par aucun phénomène appréciable.
— Le P<sup>r</sup> Trasbot en a aussi constaté plusieurs cas dans
son service. (Obs. inédites.)

De récentes recherches nécropsiques ont montré que
la tuberculose canine est encore plus commune que ne
l'indiquent ces chiffres. A l'École vétérinaire de Dresde, de
mars 1891 à juillet 1892, sur 400 chiens morts ou abattus
et dont les organes ont été minutieusement examinés, Eber
a trouvé 11 tuberculeux (2,75 p. 100). — Déjà la fréquence relative de la maladie dans les autres pays de
l'Europe avait été établie par les observations de Bang, de
Fröhner, de Jensen et de Müller.

L'infection tuberculeuse peut évoluer très lentement,
sans provoquer de troubles graves. A l'autopsie de plusieurs chiens ayant présenté jusqu'au dernier moment
toutes les apparences d'une bonne santé, j'ai rencontré des
lésions tuberculeuses isolées du poumon, du foie, du péritoine. Eber en a également constaté chez des sujets en
excellent état et qui n'avaient manifesté aucun trouble
annonçant l'existence d'une maladie interne quelconque.
Il y a quelques mois, Charrin et Gley ont relaté l'histoire
d'une chienne d'expérience, morte accidentellement, dans
les organes de laquelle ils ont trouvé plusieurs microbes
pathogènes, entre autres le bacille de Koch dans les ganglions mésentériques.

Sur la très grande majorité des chiens phtisiques que
j'ai observés, la tuberculose a été soupçonnée par les
signes cliniques (émaciation, faiblesse, dyspnée) ; chez
un certain nombre, elle a été affirmée pendant la vie, soit
par les injections de tuberculine de Roux, soit par l'ino-

culation, à des animaux susceptibles, de sérosité provenant de la plèvre, du péricarde ou du péritoine ; pour tous, le diagnostic a été confirmé ou rigoureusement établi après la mort par l'examen bactériologique.

En ces dernières années, le chien a été employé comme sujet d'expérience dans les recherches faites pour élucider la question de savoir si la tuberculose des mammifères et celle des oiseaux constituent deux maladies radicalement différentes, ou si elles ne sont que deux variétés d'une même espèce morbide. — On a aussi utilisé son sérum en injections hypodermiques pour combattre la tuberculose humaine.

Straus et Gamaleïa, défenseurs de la doctrine de la dualité, ont reconnu que le chien, qui succombe habituellement à la suite de l'inoculation du bacille humain, jouit d'une immunité presque absolue à l'égard du bacille aviaire ; ils n'ont pas réussi à vacciner le chien contre le bacille humain : plusieurs chiens, qui avaient supporté, sans éprouver aucun trouble, des injections intraveineuses répétées de cultures du bacille aviaire, ont succombé, comme les témoins, à l'inoculation intraveineuse ou intrapéritonéale du bacille humain.

Ch. Richet et Héricourt, se basant sur la non-identité des deux tuberculoses, sur la rareté de l'infection tuberculeuse spontanée chez le chien et sur la grande différence de réceptivité de cet animal pour les bacilles humain et aviaire, ont préconisé les injections de sérum de chien comme moyen curatif de la tuberculose humaine. Ils sont parvenus à vacciner le chien contre la bacillose humaine par la bacillose aviaire, et ils ont conseillé d'employer de préférence le sérum de sujets ainsi « tuberculisés ». Ces auteurs, ainsi que Kirmisson, Pinard, Semmola, Vidal et quelques autres médecins, ont essayé ce nouveau traitement de la phtisie et en ont obtenu des résultats qui paraissent encourageants. — La possibilité de rendre le chien réfractaire à la tuberculose humaine par des injections de tuberculose aviaire met bien en évidence l'identité des deux virus : le bacille aviaire — la forme atténuée — modifiant le milieu au point d'y rendre impossible l'évolution de la bacillose humaine. Il y a là un argument favorable à la doctrine de l'unicité, que nous avons soutenue, Gilbert, Roger et moi, avec Courmont et Dor, au deuxième Congrès de la tuberculose.

# II

## ÉTIOLOGIE ET PATHOGÉNIE

Chez le chien, comme dans toutes les autres espèces, les voies de l'infection sont multiples. Le bacille peut pénétrer : 1° par la muqueuse respiratoire ; 2° par la muqueuse digestive ; 3° par la peau (Müller).

Le chien peut contracter la tuberculose en séjournant dans des locaux dont l'atmosphère est chargée de poussières tuberculeuses (chambres de phtisiques, cafés, cabarets) ; en léchant ou en ingérant des crachats infectieux ; en consommant des produits virulents, surtout les débris alimentaires déposés dans les tas d'ordures avec le contenu des crachoirs, et les déchets provenant d'animaux tuberculeux. — La maladie m'a paru particulièrement commune sur les chiens de montagne, les danois, et plus fréquente sur les individus adultes ou vieux que sur les jeunes ; mais toutes les races et tous les âges y sont sujets. Schindelka en a recueilli un exemple sur un chien de montagne âgé de quatre mois.

Ainsi que je l'ai dit dans ma deuxième note à la *Société centrale de médecine vétérinaire*, contrairement à l'opinion accréditée, la contamination par les voies respiratoires paraît être de beaucoup la plus commune. Chez la grande majorité des chiens phtisiques, les poumons sont le siège de lésions graves, d'ancienne date. Sur trente-trois des quarante tuberculeux que j'ai autopsiés, ces organes étaient altérés ; chez la plupart, ils étaient profondément atteints, et l'examen comparatif des diverses altérations viscérales portait à conclure qu'ils avaient été frappés primitivement.

Des expériences ont d'ailleurs établi que l'infection

s'opère avec une extrême facilité par la muqueuse respiratoire (Tappeiner, Bertheau, Weichselbaum, Frerichs). En 1880, Tappeiner se servit du chien pour étudier la puissance infectieuse des poussières bacillifères introduites dans les voies respiratoires. Dans un local étroit, où douze chiens étaient enfermés, il projeta, à diverses reprises, des poussières provenant de crachats tuberculeux desséchés. Sur onze de ces animaux, il trouva des lésions spécifiques des poumons, des reins et de la rate. — Deux ans plus tard, Weichselbaum confirma ces résultats et montra que l'on peut infecter le chien à coup sûr par l'inhalation de poussières virulentes. Il expérimenta sur onze chiens, en se servant, comme Tappeiner, de crachats tuberculeux desséchés. Ces animaux furent exposés à la contagion pendant un laps de temps qui varia de deux jours à deux mois et demi. Certains d'entre eux furent soumis à de nombreuses inhalations, d'autres à quelques-unes seulement et plusieurs à une seule. Tous contractèrent la tuberculose. A l'autopsie, on constata, chez la plupart, des lésions pulmonaires et rénales avec des adénopathies bronchiques et mésentériques.

Chez un certain nombre de sujets, c'est par la muqueuse intestinale que le bacille entre dans l'organisme. Les chiens qui ingèrent des crachats virulents ou qui consomment des déchets provenant d'animaux tuberculeux peuvent ainsi s'infecter par les voies digestives. Toutefois, dans les faits de tuberculose généralisée où il existe soit des lésions de la muqueuse intestinale, soit des adénopathies mésentériques, on ne saurait affirmer d'une façon absolue que l'infection s'est toujours produite par l'intestin. Lorsque les poumons sont profondément atteints, des matières virulentes incomplètement expectorées, rejetées jusque dans le pharynx, puis dégluties, peuvent donner naissance à des lésions secondaires de la muqueuse intestinale. Les choses se sont vraisemblablement passées ainsi chez l'un de mes tuberculeux et chez celui qui fait l'objet de la troisième observation de Cramer. Expérimentalement, l'ingestion de matières tuberculeuses ne donne pas, bien s'en faut, de résultats positifs aussi nombreux que l'inhalation des poussières virulentes. Il est même assez difficile, par ce moyen, de transmettre la tuberculose au chien.

Les phénomènes infectieux consécutifs à l'ingestion de matière tuberculeuse ont été bien étudiés. Toujours la muqueuse intestinale est forcée par un plus ou moins grand nombre de bacilles. Tantôt ceux-ci provoquent des ulcérations sur cette membrane, puis ils pénètrent dans les canaux lymphatiques et atteignent, par étapes successives, les ganglions abdominaux, thoraciques, et les viscères; tantôt, après avoir franchi la muqueuse sans y laisser de trace de leur passage, ils progressent dans les lymphatiques, se répandent dans les viscères et engendrent les mêmes altérations que dans le mode d'infection précédent. Les intéressantes recherches de Zagari ont appris que quand l'ingestion de produits tuberculeux ne donne lieu à aucune lésion apparente, cependant des bacilles traversent la muqueuse; mais ils sont détruits, tués par le milieu ou dévorés par les phagocytes, avant d'avoir suscité aucune réaction anatomique apparente (1).

Ces effets variables de l'infection se remarquent également lorsque les bacilles pénètrent par la muqueuse pulmonaire : s'ils laissent habituellement sur celle-ci des traces de leur effraction, parfois ils n'y provoquent aucune lésion, et les ganglions trachéo-bronchiques sont les premiers organes où ils se cantonnent. Ici encore, la diversité des résultats de l'invasion bacillaire paraît dépendre du degré d'activité des éléments cellulaires ou des propriétés spéciales du milieu envahi. Si celui-ci est défavorable ou si les éléments anatomiques réagissent énergiquement, les bacilles peuvent être détruits; lorsque ces derniers trouvent un milieu propice, si surtout ils atteignent une portion de tissu où la nutrition est en souffrance, ils y créent un foyer tuberculeux d'où l'infection se propage ensuite de proche en proche.

Quelques faits expérimentaux dont la valeur n'a pas été contestée établissent que l'ingestion de matières bacillifères peut provoquer une tuberculose primitive du poumon ou d'un autre organe très éloigné du point d'inoculation; mais ces faits sont exceptionnels. La tuberculose par ingestion débute soit par l'intestin, soit par les ganglions mésentériques, le péritoine ou le foie, et la tuberculose par inhalation, dans le poumon, dans les ganglions bronchiques ou sur la plèvre.

(1) ROGER, art. Tuberculose, *Traité de médecine*, t. I, 1892.

Dans la majorité des cas, la tuberculose canine est d'origine humaine. Le chien s'infecte ordinairement au contact d'une personne phtisique. Brusasco, le premier, a relaté un fait curieux de ce mode de contamination. Le sujet dont il a rapporté l'observation appartenait à un individu tuberculeux et avait l'habitude de lécher les crachats de son maître : il ne tarda pas à présenter les symptômes d'une maladie de poitrine; il s'amaigrit rapidement et succomba deux mois après le début de l'affection. Brusasco trouva des tubercules dans les poumons, sur la plèvre, dans le foie, et conclut qu'il s'agissait bien d'un cas de tuberculose d'origine humaine. Il assura le diagnostic par l'inoculation. Avec de la matière tuberculeuse provenant de cet animal, il inocula deux chiens et deux lapins qu'il sacrifia au bout de trois mois. L'un des lapins présenta les lésions de la tuberculose généralisée ; sur l'autre, il existait surtout des altérations pulmonaires ; l'un des chiens avait les poumons et le foie farcis de tubercules.

Dans le cas d'Andrieu, communiqué par le P<sup>r</sup> Nocard à la *Société centrale de médecine vétérinaire* (1885), il s'agit d'un chien braque qui s'est vraisemblablement infecté en ingérant, à diverses reprises, des substances alimentaires vomies par une jeune fille tuberculeuse, et à l'autopsie duquel on trouva des lésions spécifiques dans la plupart des viscères. Nocard examina les organes de cet animal et y constata les bacilles caractéristiques.

En 1888, Johne publia une autre observation de tuberculose canine d'origine humaine. Une femme atteinte de phtisie pulmonaire possédait un petit chien qui était pour elle un « camarade inséparable », qui partageait sa couche et se complaisait à lécher ses crachats. Peu de temps après la mort de sa maîtresse, cet animal fut reconnu atteint d'une maladie de poitrine à laquelle il succomba au bout de quelques semaines. Des lésions tuberculeuses existaient dans le poumon, les bronches, les ganglions mésentériques ;

l'intestin, le foie, la rate, les reins, étaient indemnes.

Le chien tuberculeux que Beugnot a traité à Sousse (Tunisie), en 1888, était un petit griffon havanais de provenance maltaise, qui appartenait depuis deux ans à une artiste lyrique atteinte de tuberculose pulmonaire. Obligée de garder la chambre les six derniers mois de sa vie, elle voulut qu'on lui laissât ce chien qu'elle affectionnait beaucoup. Il était constamment auprès d'elle ; la plus grande partie du temps elle le prenait dans son lit. L'animal conserva les apparences de la santé pendant les deux premiers mois de son séjour dans la chambre de la malade ; puis il présenta les signes d'une affection chronique de poitrine. Sa maîtresse morte, on le sacrifia pour abréger ses souffrances. On trouva des tubercules dans les poumons, les ganglions bronchiques et le foie. Ces lésions m'ont été remises pour en déterminer la nature ; elles renfermaient en grand nombre les bacilles spécifiques. Beugnot a insisté sur l'intensité des altérations pulmonaires, sur l'intégrité des organes abdominaux, sauf le foie, et il a conclu que l'infection avait dû s'opérer par les voies respiratoires.

Peters a relaté un autre fait à peu près semblable. Un petit barbet, très attaché à sa maîtresse atteinte de phtisie avancée, passait toutes ses journées avec elle, lui prodiguant ses caresses, léchant les produits qu'elle expectorait. Il devint malade à son tour, s'amaigrit et mourut de tuberculose pulmonaire. L'auteur n'ayant pas trouvé de tubercules dans les organes abdominaux a, lui aussi, conclu à l'infection par inhalation.

Les deux observations de Benjamin et de Nocard (1891) ont également trait à des chiens phtisiques vivant dans l'intimité d'humains tuberculeux et qui paraissent s'être infectés en ingérant des crachats virulents.

Sur mes quarante tuberculeux, neuf appartenaient à des restaurateurs, cafetiers ou marchands de vin ; ils vivaient par conséquent dans des milieux où les crachats infectants sont communs et où le fréquent balayage des salles répand, dans l'atmosphère, des poussières virulentes. Chez huit de ces chiens, les lésions pulmonaires étaient considérables et paraissaient plus anciennes que celles des autres organes.

Dans plus de la moitié de mes observations, les malades semblent bien avoir été victimes d'une contamination humaine : la cohabitation ou le contact prolongé avec des personnes tuberculeuses ont été établis. Dans quelques-unes, les renseignements qui m'ont été donnés n'éclairent nullement l'étiologie. Les animaux sont devenus tuberculeux sans que l'on puisse incriminer ni la fréquentation de personnes phtisiques, ni la consommation de produits suspects. Mais il est évident que les chiens qui ne sont pas étroitement surveillés sont exposés à des causes multiples d'infection. Les matières bacillifères sont répandues dans presque tous les lieux habités, grâce aux expectorations et aux évacuations des individus tuberculeux.

Le fait suivant, rapporté par Schnirer, témoigne que la poussière des rues peut être rendue virulente par les crachats des phtisiques. Occupé un jour au laboratoire de Weichselbaum, Schnirer se fit apporter du raisin qui avait été exposé pendant quelque temps à la poussière d'une voie fréquentée par de nombreux tuberculeux se rendant à un hôpital voisin. L'eau dans laquelle il lava ce raisin étant devenue noire de poussière, l'idée lui vint que celle-ci pourrait bien contenir des bacilles. Pour s'en rendre compte, il inocula l'eau de lavage à trois cobayes qui en reçurent chacun dix centimètres cubes. L'un de ces animaux mourut le troisième jour de péritonite aiguë; les deux autres, qui succombèrent au bout de quarante-cinq et cinquante jours, présentèrent des lésions tuberculeuses partant du point d'inoculation (1).

Une foule d'expériences ont démontré que le virus tuberculeux est doué d'une très grande résistance à l'égard de la plupart des agents anti-microbiens : il reste actif pendant des semaines et des mois dans les lieux où il est déposé; la dessiccation est sans influence sur lui; la putréfaction des matières auxquelles il est associé ne le tue qu'à la longue, et si ses propriétés nocives sont détruites par une tempé-

(1) MARFAN, art. Phtisie pulmonaire, *Traité de médecine*, t. IV, 1893.

rature de 85° dont l'action est prolongée seulement pendant quelques minutes, les variations thermiques naturelles le laissent indifférent. — Les agents de sa dissémination sont innombrables. Comme la bactéridie, le bacille tuberculeux peut être ramené de la profondeur du sol à la surface par les vers de terre, et tous les êtres animés, y compris les mouches, les entozoaires, les punaises, peuvent lui servir de vecteurs.

Dans les centres populeux, le virus tuberculeux est donc répandu un peu partout, et partout aussi les sujets des diverses espèces qui vivent en liberté, mais particulièrement l'homme et le chien, sont exposés à l'infection.

Si le chien est habituellement contaminé par l'homme, en revanche il peut devenir pour celui-ci un hôte dangereux. L'animal tuberculeux qui vit dans l'appartement de son maître, qui est longtemps traité pour une affection vulgaire des bronches ou du poumon, qui répand son jetage sur le sol, les parquets, les tapis, est un agent d'infection moins exceptionnel qu'on ne l'a cru jusqu'à présent.


# III

## SYMPTOMES


La tuberculose du chien s'accuse par des symptômes dont l'ensemble forme un tableau clinique extrêmement variable. La diversité de ses manifestations dépend du siège, de l'abondance et de l'âge des lésions, de la forme et de l'évolution plus ou moins rapide du processus. La tuberculose généralisée et les localisations pulmonaires donnent habituellement lieu à des troubles assez graves pour faire soupçonner, à bref délai, ces formes de la phtisie ; mais les tuberculoses localisées aux organes abdominaux et aux ganglions sont beaucoup moins bruyantes, et parfois elles parcourent silencieusement leurs étapes successives. Dans beaucoup de cas, la maladie s'accompagne d'affections secondaires  pleurésie, péricardite, ascite, ictère , dénoncées par des signes évidents; dans d'autres, elle évolue sans complications et sa marche est entrecoupée de trèves d'une durée variable. J'ai observé, pendant des mois, des chiens tuberculeux chez lesquels l'infection ne s'accusait, à certains moments et durant d'assez longues périodes, que par un peu de faiblesse et un amaigrissement progressif. Les faits de cet ordre ne sont pas rares. Aussi, nombre de cas de tuberculose demeurent-ils insoupçonnés pendant longtemps.

En général, la tuberculose du chien se présente sous la *forme chronique*. Chez quelques sujets, elle prend une marche rapide à une époque plus ou moins avancée de son cours. Elle peut aussi revêtir d'emblée la *forme aiguë*.

**La tuberculose chronique**, à son *stade de début*, ne donne lieu qu'à de légers troubles, toujours rapportés à une affection banale. Les malades sont moins vifs, moins gais que d'habitude; ils se fatiguent vite à l'exercice; la plupart suivent encore leur maître, mais si l'allure est rapide, ils sont bientôt essoufflés, s'arrêtent fréquemment, à bout d'haleine, ou rebroussent chemin et rentrent au logis. Tantôt l'appétit reste normal, tantôt il est irrégulier, capricieux ; la ration est consommée avec moins d'avidité, souvent la plus grande partie est laissée.

La tuberculose pulmonaire provoque d'ordinaire une *toux* sèche, sonore, quinteuse, se produisant surtout le matin, au début de l'exercice et après les repas ; cependant, chez beaucoup de phtisiques, la toux est rare : il se peut même qu'elle fasse défaut. Si l'attention était attirée sur l'existence possible de la tuberculose, on pourrait percevoir, dès cette époque, à l'auscultation du poumon, un affaiblissement du murmure respiratoire et des râles muqueux, crépitants ou sibilants. — Certains malades vomis-

sent, mais ce symptôme est loin d'être constant, même chez
les sujets qui ont de fréquents accès de toux. Sur dix tuberculeux gravement atteints, que j'ai conservés un certain
temps pour étudier la symptomatologie de l'affection, trois
seulement vomissaient après les repas. A cette période, le
*jetage* est nul ou peu abondant, à moins qu'il n'existe une
phlegmasie catarrhale concomitante des voies respiratoires ; exceptionnellement on peut observer un écoulement
nasal sanglant ou de légères épistaxis. — Quelques sujets
sont continuellement tristes, paraissent faibles et restent
couchés la plus grande partie du temps ; d'autres éprouvent
des troubles intestinaux, de la diarrhée alternant ou non
avec de la constipation ; chez la plupart, on note des symptômes passagers (frissons, accélération des grandes fonc-
tions, chaleur de la peau, sécheresse du nez), déterminés
par des accès fébriles ; déjà des oscillations thermiques se
produisent qui atteignent parfois 1° C. Il est des chiens tuberculeux dont l'embonpoint s'est maintenu pendant les premiers mois de l'infection, mais ces cas sont exceptionnels ;
l'amaigrissement rapide est la règle. Les masses musculaires apparaissent moins volumineuses, les os plus saillants ; l'œil est un peu rentré dans l'orbite, le poil est *piqué*.

Ces symptômes du premier stade de la tuberculose
persistent pendant un temps plus ou moins long, sans
s'aggraver d'une façon bien prononcée, puis ils s'accen-
tuent tantôt graduellement, tantôt par à-coup, des arrêts
alternant avec des poussées tuberculeuses successives.

La maladie arrive bientôt à sa *deuxième période*. Elle
s'accuse alors par des phénomènes dont la signification est
plus nette, par une aggravation des troubles fonctionnels
et de l'état général.

Si le poumon est frappé, la toux, plus forte et plus
fréquente qu'au début, devient grasse ; quelquefois elle est
accompagnée d'un léger jetage muqueux, mêlé de fines
traînées purulentes dans lesquelles l'examen bactériolo-

gique peut mettre en évidence le bacille spécifique ; d'autres fois le jetage est franchement purulent ; jamais il n'est très abondant ; à cet égard, il n'est point comparable à celui de la gourme. Au moment des quintes, la matière virulente est projetée hors des naseaux, répandue sur le sol et sur les objets qui se trouvent dans le voisinage du malade ; mais, d'un coup de langue, l'animal fait la toilette de son nez, lequel est presque toujours tenu propre par la répétition de cet acte. Bien souvent, sur des chiens que je croyais atteints de tuberculose pulmonaire, j'ai vainement tenté de recueillir du jetage pour y rechercher le bacille. La respiration est devenue plus accélérée et plus pénible ; parfois elle est accompagnée d'une plainte, ou elle est discordante (pleurésie) : on en compte de 25 à 40 par minute : l'inspiration est difficile, saccadée, l'expiration brusque ; la dyspnée est plus vive et s'exagère encore au moindre effort. A l'auscultation, on entend des râles crépitants ou muqueux, quelquefois un léger bruit de gargouillement ; il peut y avoir du souffle tubaire et une matité plus ou moins étendue, surtout dans les cas où il existe de la pleurésie ou de la péricardite. Rarement la percussion du thorax est douloureuse. Les battements du cœur sont forts, à timbre métallique, ou atténués (péricardite), ou effacés à gauche (pleurésie unilatérale) ; le pouls est tantôt normal, tantôt petit et faible. — Une réaction fébrile, variable dans son intensité, s'observe sur le plus grand nombre des malades ; il est commun de constater une hyperthermie de 0,5 à 1° ; les courbes thermiques accusent des exacerbations vespérales plus ou moins fortes, souvent aussi des accès fébriles survenant à des intervalles irréguliers. Sur un de mes sujets atteints de tuberculose pulmonaire, la température oscillait entre 38°,5 et 40° dans les vingt-quatre heures. La conjonctive est pâle, infiltrée ou légèrement ictérique (tuberculose hépatique grave), l'œil est tiré dans l'orbite, quelquefois il y a un peu de blennorrhée oculaire. — En général, l'appétit est fort diminué ; il est des jours où l'anorexie est presque absolue. La muqueuse buccale est tantôt sèche, tantôt humide. La diarrhée est commune à cette période ; ordinairement séro-muqueuse, parfois sanguinolente, elle persiste pendant toute la durée de la maladie, sans interruption ou avec des intermittences. La constipation permanente est exceptionnelle. On observe rarement des modifications dans la composition de l'urine, même lorsqu'il y a des lésions tuberculeuses dans les reins ; plusieurs fois pourtant j'ai trouvé l'urine trouble et albumineuse. — Quand les organes thoraciques ne sont pas envahis, la respiration est à peu près normale ; elle peut être ralentie à certains moments.

La tuberculose des ganglions bronchiques et médiastins est particulièrement obscure dans ses manifestations. Elle peut évoluer isolément, sans lésions pulmonaires ou pleurales assez prononcées pour être révélées par l'auscultation et la percussion. D'une façon générale, ainsi qu'on vient de le voir, les chiens atteints de tuberculose des organes thoraciques toussent ; cependant les poumons peuvent être assez fortement endommagés sans que la toux soit fréquente. La même remarque doit être faite au sujet des adénopathies tuberculeuses. Sur un chien de montagne, malade depuis plusieurs mois, dont les poumons et les organes abdominaux paraissaient indemnes, mais que la tuberculine avait déclaré phtisique, qui *toussait à peine* (observé pendant quatre jours, on ne l'avait entendu tousser qu'une seule fois), j'ai trouvé à l'autopsie une énorme adénopathie bronchique tuberculeuse ; les ganglions du côté droit étaient hypertrophiés, du volume d'un œuf, ramollis, caverneux. Dans la plupart des cas de tuberculose, la toux est beaucoup moins fréquente qu'au cours de l'adénopathie bronchique vulgaire, moins surtout que chez les malades atteints de papillomes trachéaux, tumeurs dont l'existence est dénoncée par des quintes et des accès de dyspnée à caractères tout particuliers 1). — Chez beaucoup de chiens phtisiques, c'est à ce stade de l'affection que l'*ascite* survient ; en même temps que le flanc se creuse, le ventre augmente de volume dans ses régions inférieures : il prend la forme particulière aux transsudats péritonéaux et devient fluctuant. Cet épanchement ascitique est provoqué directement ou indirectement par la tuberculose ; d'ordinaire il est amené par les lésions hépatiques, par la pleurésie ou par la péricardite (2).

Quand la tuberculose est localisée aux organes abdominaux, il est toujours difficile de se rendre compte des altérations qu'ils ont éprouvées. Cela est vrai surtout lorsqu'il y a de l'ascite. Une fois le liquide évacué, il est possible de reconnaître les hypertrophies organiques, notamment les adénopathies mésentériques tuberculeuses, lorsque les ganglions sont très volumineux.

Un dernier phénomène d'une importance capitale, tant par sa constance que par sa signification, c'est l'*émaciation profonde des sujets*, c'est l'état général cachectique. Les traits du faciès tuberculeux sont bien marqués : l'œil ne remplit plus l'orbite, les crotaphites semblent atrophiés, l'ossature de la tête apparaît plus en relief, toutes les masses musculaires sont affaissées, toutes les saillies osseuses ressortent davantage. L'habitus extérieur est celui des maladies consomptives, et déjà plus accusé que dans aucune autre d'entre elles.

Les accidents spécifiques de la peau, des articulations, des testicules, sont des plus rares. Jusqu'à présent, Müller est le seul auteur qui ait observé la tuberculose cutanée. Sur un phtisique déjà très amaigri, il a constaté, à la partie supérieure du cou, un ulcère à bords minces, saillants, dont le fond était recouvert de granulations molles sécrétant un pus mal lié, riche en bacilles : près de cet ulcère

1). Cadiot, Papillomes trachéaux chez le chien. *Bullet. de la Société centrale de méd. vét.*, 1892.

2) Cadiot, Sur la pathogénie de l'ascite chez le chien. *Bullet. de la Société centrale de méd. vét.*, 1895.

existait un ganglion tuberculeux du volume d'une châtaigne, mobile sous la peau; au-dessous, en différents points du cou, on percevait plusieurs autres petites tumeurs ganglionnaires. Sur un de mes tuberculeux, j'ai noté l'existence d'arthrites chroniques du grasset gauche et des deux jarrets; mais je n'ai pu donner la preuve qu'il s'agissait d'arthropathies spécifiques. (Voy. obs. XVIII.)

Parvenue à sa *troisième période*, l'infection tuberculeuse est toujours accompagnée d'un cortège de symptômes alarmants et, souvent aussi, de complications qui peuvent entraîner la mort à brève échéance. Si les lésions pulmonaires sont anciennes, les tubercules et les îlots formés par leur agglomération subissent une fonte purulente plus ou moins rapide, selon l'intensité du processus. On verra plus loin que les cavernes ainsi creusées dans les poumons ou dans l'un d'eux ne sont généralement en communication qu'avec de petites bronches. La toux est fréquente et forte chez certains sujets; rare, faible, avortée chez d'autres. Le jetage est purulent, grisâtre ou verdâtre, quelquefois fétide, plus ou moins chargé de bacilles; toutefois, à cette période encore, les matières provenant des bronches ou des lésions tuberculeuses ne sont rejetées d'ordinaire qu'au moment des quintes; dans les intervalles de la toux, on aperçoit à peine un peu de jetage à la commissure des naseaux. La respiration est de plus en plus accélérée et la dyspnée croissante; au moindre exercice, les malades sont anhélants, cyanosés. La circulation est activée; les battements du cœur sont précipités, violents; le pouls est petit, filant, difficilement perceptible. La fièvre est continue, marquée de rémittences et d'exacerbations quotidiennes.

A l'auscultation du poumon, on entend des râles crépitants ou muqueux, quelquefois du souffle tubaire ou caverneux; ces bruits pathologiques peuvent être associés et perçus dans toute la hauteur d'un lobe. La percussion dénote de la submatité, un son tympanique, un bruit de pot fêlé ou de la matité complète en certains points. — Lorsqu'il y a complication de *pleurésie*, la matité est absolue dans les régions inférieures ; au-dessus, existe une zone au niveau de laquelle la résonnance est atténuée ou conservée normale. Si l'épanchement est unilatéral, le thorax, du côté correspondant, peut être totalement muet et mat ou submat ; du côté opposé, on entend les bruits cardiaques et le murmure vésiculaire renforcé ou des bruits pulmonaires pathologiques. Lors d'épanchement pleurétique unilatéral abondant à gauche, la matité est complète de ce côté, le thorax y est silencieux, les chocs cardiaques y sont effacés ; le cœur, dévié, bat fortement contre la paroi thoracique droite, laquelle peut être soulevée à chaque systole.

Dans les cas où la *péricardite* s'ajoute aux autres localisations de la tuberculose, les systoles cardiaques sont faibles, étouffées, que l'oreille soit appliquée à gauche, en avant ou à droite du thorax ; l'étendue de la matité précordiale est augmentée et la zone mate n'éprouve aucune variation dans les diverses attitudes imposées au patient. L'envahissement du myocarde par les tubercules provoque des troubles semblables à ceux de la péricardite sèche avec symphyse cardiaque. — Le ventre peut prendre de fortes proportions. — phénomène d'autant plus saillant que l'atrophie du système musculaire est plus prononcée. Lorsqu'on donne issue au liquide collecté dans le péritoine, l'épanchement se reproduit en général rapidement. — Le tableau symptomatique de ce dernier stade de la tuberculose peut encore être modifié ou surchargé par divers épisodes qui surgissent à un moment donné. L'emphysème, la congestion pulmonaire, la bronchopneumonie, la pneumonie, le pneumothorax, la néphrite, l'ictère, sont autant de complications possibles, déterminées soit par l'évolution de la maladie, soit par des causes banales adjuvantes ou par des infections secondaires.

Quand la fin approche, l'amaigrissement et la faiblesse sont extrêmes; le système musculaire semble atrophié; il ne reste que la peau et les os. Les malades peuvent à peine se tenir debout; on les trouve d'ordinaire étendus sur le sol, absolument indifférents à tout ce qui s'accomplit autour d'eux. Chez quelques sujets, les membres postérieurs s'œdématient. L'appétit est perdu, la bouche est sèche, la soif ardente ; souvent une diarrhée permanente, fétide, hâte la consomption. La mort survient lentement, dans le collapsus, précédée d'un abaissement graduel de la température (sur un chien atteint de tuberculose généralisée, la température était de 34°.5 la veille de la mort, ou elle est amenée par l'une des complications qui viennent d'être indiquées.

La **tuberculose miliaire aiguë**, rare, a une symptomatologie toujours fort obscure. Qu'elle se constitue d'emblée ou qu'elle s'ajoute à la tuberculose chronique, elle s'accuse par des manifestations annonçant une affection très grave, à marche rapide. Selon les cas, les phénomènes généraux ou les symptômes pulmonaires dominent la scène. Ni les uns ni les autres ne permettent, du reste, d'établir le diagnostic. La maladie est tantôt apyrétique, tantôt fébrile. En quelques semaines, l'animal est cachectique

# IV

# ANATOMIE PATHOLOGIQUE

De même que dans la plupart des autres espèces animales, chez le chien, les altérations de la tuberculose revêtent des caractères assez disparates. Tantôt elles sont rares, discrètes, circonscrites à quelques organes ou même à un seul ; le plus souvent elles sont étendues à la plupart des viscères, aux séreuses, aux ganglions lymphatiques. Hormis de rares exceptions, quand l'infection n'est pas généralisée, elle a envahi soit les organes thoraciques, soit les organes abdominaux.

Pour les 40 observations que j'ai recueillies, la fréquence relative des localisations de la tuberculose est indiquée par les chiffres suivants : altérations des poumons, 33 cas ; de la plèvre, 25 ; des ganglions trachéo-bronchiques et médiastins, 25 ; du péricarde, 8 ; du cœur, 3 ; du foie, 24 ; des reins, 17 ; de la rate, 5 ; de la muqueuse intestinale, 5 ; des ganglions mésentériques, 10 ; du péritoine et de l'épiploon, 12. La pleurésie exsudative et l'ascite ont été observées 19 fois ; la péricardite exsudative, 5 fois. — Sur un total de 28 chiens tuberculeux, Jensen en a trouvé 19 atteints de lésions pulmonaires ; dans la moitié environ des cas, les ganglions des bronches et du médiastin étaient envahis ; dans l'autre moitié, la tuberculose intéressait les séreuses, surtout la plèvre. La tuberculose du foie et des reins a également été rencontrée avec une grande fréquence. — L'analyse des 11 faits relatés par Eber montre que les poumons étaient frappés 9 fois ; les ganglions trachéo-bronchiques 8 fois, la plèvre 4 fois, le péricarde 1 fois ; un seul sujet a présenté les altérations de la tuberculose généralisée — forme que j'ai rencontrée chez plus du tiers de mes phtisiques. Ce gros écart tient évidemment à la façon différente dont nos recherches ont été faites : tandis que les investigations d'Eber ont porté sur tous les chiens abattus à l'École de Dresde, pendant une certaine période de temps, on a vu que je me suis attaché à dépister la tuberculose durant la vie des malades. Nombre de cas dans lesquels l'affection était récente ou latente m'ont évidemment échappé.

La *tuberculose pulmonaire* se présente sous des aspects multiples. En général, on trouve dans les poumons des tubercules jeunes, grisâtres, de consistance et d'aspect fibreux, — d'autres dont le centre, cavitaire, renferme un peu de pus gris verdâtre, — des ilots irréguliers, de même nuance, formés par des tubercules conglomérés, — des masses plus volumineuses, un peu en saillie à la surface des lobes, creusées de cavernes anfractueuses ou de logettes, les unes isolées, les autres communicantes. Quelquefois il n'y a qu'une lésion unique plus ou moins étendue; dans d'autres cas les deux lobes sont le siège d'une éruption généralisée de fines granulations. Habituellement on y rencontre des altérations secondaires multiples : — inflammation aiguë ou chronique et ectasie des bronches, péribronchite, congestion pulmonaire, bronchopneumonie lobulaire aiguë ou chronique, induration scléreuse, emphysème, altérations massives occupant la plus grande partie d'un ou de plusieurs lobules, le plus souvent des lobules postérieurs. Dans la grande majorité des cas, il y a en outre une adénopathie trachéo-bronchique tuberculeuse et des altérations de la plèvre.

L'évolution des tubercules obéit aux mêmes lois et offre, à peu de chose près, les mêmes particularités que chez l'homme. Dans presque toutes les lésions, on constate les effets d'un double processus hyperplasique et régressif : à la périphérie, une zone d'induration scléreuse; au centre, des altérations dégénératives, du ramollissement, une destruction lente du tissu morbide.

La *granulation tuberculeuse* — lésion type du processus — se présente sous l'aspect d'un petit nodule arrondi ou irrégulier, grisâtre, opaque, dur au toucher, nettement délimité à la périphérie. — Le *tubercule*, formé par la confluence de plusieurs granulations, a les dimensions d'un grain de chènevis ou d'un pois; sa couche superficielle est fibreuse, grisâtre; son centre est pâle, friable. Beaucoup de tubercules conservent ces dimensions ou ne s'étendent que peu au voisinage; ils se ramollissent partiellement, peuvent se vider dans la bronche autour de laquelle ils se sont développés et persister longtemps avec ces caractères ou subir la transformation fibreuse. Il en est qui envahissent les acini voisins, atteignent les dimensions d'un haricot, d'une noisette ou d'une aveline et sont frappés dans leur partie centrale de dégénérescence caséo-graisseuse ; à cette période, la coupe de l'îlot tuberculeux est granuleuse, grisâtre ou plombée, quelquefois marquée de points ou de lignes noirâtres (anthracose) ; à un stade plus avancé, la partie centrale dégénérée se ramollit, prend une consistance crémeuse et devient purulente ; la matière tuberculeuse pénètre dans les bronchioles dilatées, où elle se mêle au produit muco-purulent renfermé dans ces conduits, laissant à sa place une petite cavité à paroi anfractueuse : le tubercule est devenu caverneux. — Dans la généralité des faits de tuberculose pulmonaire d'ancienne date, on trouve mélangées ces variétés du tubercule : granulations miliaires toutes récentes, particulièrement abondantes dans la couche sous-pleurale ; nombreux tubercules de dimensions variables, fermes, de consistance uniforme, ou ramollis, purulents ; tubercules fibreux, scléreux, en voie de guérison. Souvent presque tous les nodules rencontrés dans les poumons sont purulents à leur centre.

Dans quelques cas, il existe de volumineux îlots tuberculeux, mal délimités, entourés d'une zone d'hépatisation, îlots dont la partie centrale est creusée de cavernes isolées ou reliées entre elles et parfois en communication avec des bronchioles, rarement avec une grosse bronche. La plupart de ces cavernes ont des parois anfractueuses, recouvertes en certains points de fragments de tissu nécrosé gris verdâtre ou jaunâtre, fixés à la paroi par une large base ou pédiculés ; quelques-unes sont cloisonnées par des brides qui les traversent en divers sens. Elles renferment un pus grisâtre, jaunâtre ou verdâtre, visqueux ou grumeleux, rarement sanguinolent, dans lequel on peut trouver de fines parcelles de tissu pulmonaire mortifié.

A l'examen microscopique, la paroi des cavernes se montre

constituée, de dedans en dehors : par une mince couche de cellules rondes, granuleuses (globules de pus) ; par une couche épaisse formée d'éléments embryonnaires et de vaisseaux capillaires ; par une couche de tissu fibreux grisâtre ou marbré de noir (anthracose), dont les faisceaux sont irrégulièrement disposés. Cette dernière, qui peut renfermer quelques granulations tuberculeuses, n'est pas

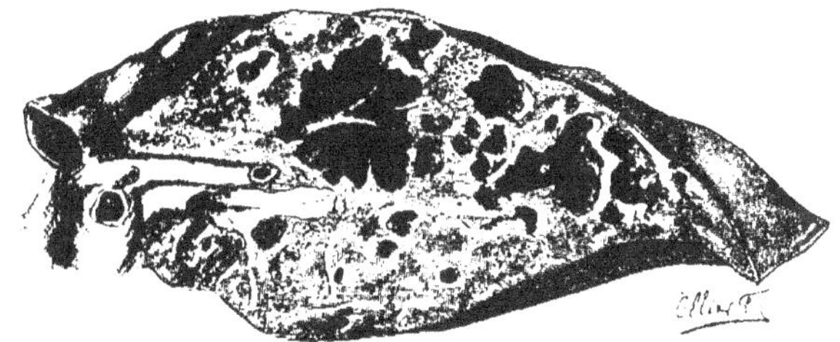

Fig. 1. — Tuberculose pulmonaire. — Coupe du lobule postérieur du poumon gauche : segment interne. — Cavernes.

d'ordinaire immédiatement recouverte par le tissu pulmonaire sain ; une zone plus ou moins épaisse de pneumonie interstitielle les sépare.

Les foyers tuberculeux rapidement produits offrent habituellement les caractères histologiques suivants : « La lésion est essentiellement constituée par une accumulation de cellules embryonnaires détruisant le parenchyme et ayant une grande tendance à se nécroser. En de nombreux points, surtout autour des cavernules, ces cellules sont nécrosées et présentent une teinte brunâtre. Dans les couches plus rapprochées de la périphérie, le parenchyme pulmonaire, dont les vaisseaux sont envahis et oblitérés, est infiltré d'éléments ronds à noyau volumineux, fortement teintés en rouge par le picro-carmin ; par places, on distingue des cellules accolées qui tendent à se fusionner de façon à former des cellules géantes. On ne voit que de rares éléments évoluer vers le type épithélioïde (1). »

(1) CADIOT, GILBERT et ROGER, *Loc. cit.*

On rencontre parfois des cavernes à paroi rougeâtre, granuleuse, en voie de cicatrisation, ou encore, en certains points du poumon, particulièrement dans sa couche superficielle, des ilots fibreux dont le tissu est rétracté, et au niveau desquels existe une dépression, un froncement de la plèvre : ce sont des cicatrices de cavernes ou de tubercules qui ont subi une destruction partielle. Il arrive que l'on trouve tout un lobe ridé à sa surface, et densifié, induré dans toute sa masse par un processus scléreux.

La tuberculose pulmonaire ne se présente que très exceptionnellement sous la forme d'*infiltration*, frappant d'emblée une zone étendue de l'un ou de l'autre poumon, affectant les allures et l'aspect d'une pneumonie massive lobaire : c'est la *pneumonie caséeuse*. A son premier stade, le tissu pulmonaire envahi est ferme, sec, légèrement granuleux ; sa coupe, grisâtre, est marquée de petits ilots de nuance claire et de lignes ou de points noirs. Autour de cette masse caséeuse se développe une couche de tissu pulmonaire hépatisé. A ces lésions s'ajoutent d'ordinaire de l'hyperhémie, de l'œdème, des foyers multiples de bronchopneumonie et de l'emphysème. Quand l'affection suit son cours, la matière caséeuse se ramollit ; elle se creuse d'une large caverne offrant les mêmes particularités que celles résultant de la dégénérescence des tubercules, et dans laquelle s'ouvrent une ou plusieurs bronchioles ectasiées.

Les bacilles se rencontrent presque toujours en grand nombre dans le pus des tubercules et des cavernes, dans la matière obtenue par le grattage de celles-ci et dans les premières couches de leur paroi. Tantôt isolés, tantôt réunis en amas, beaucoup sont flexueux ou recourbés, plus minces et plus longs que ceux de l'homme. Ils sont rares, granuleux, quelquefois mal colorés dans les lésions anciennes, où, souvent, des examens multipliés sont nécessaires pour les déceler.

Les altérations des bronches sont d'ordinaire peu prononcées. Au voisinage des tubercules, les bronchioles sont di-

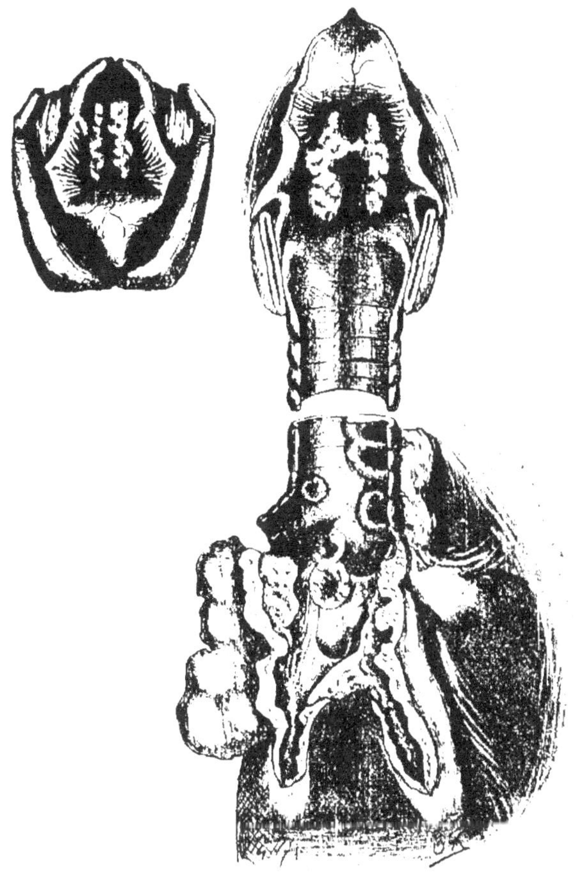

Fig. 2. — Tuberculose végétante des bronches, de la trachée et du larynx.

latées et leur muqueuse est congestionnée ou enflammée, mais celle des gros canaux bronchiques est normale.

Si les lésions de la tuberculose revêtent fréquemment les formes hypertrophique ou végétante dans les ganglions et sur les séreuses, ces formes sont rares dans les poumons et les bronches, et l'on n'a pas signalé jusqu'à présent d'altérations spécifiques de la *trachée* ni du *larynx*. J'en ai relaté les premiers exemples 1. Sur deux sujets, j'ai trouvé dans ces canaux des lésions tuberculeuses à forme végétante. Chez l'un, la bronche droite avait sa muqueuse épaissie, recouverte d'une couche uniforme de néoformations d'apparence papillomateuse, s'étendant jusqu'à la bifurcation de la trachée ; la muqueuse trachéale présentait plusieurs larges plaques saillantes, circulaires, déprimées à leur centre : le larynx était presque entièrement obstrué dans sa région glottique par une tumeur pseudo-polypeuse bilobée, partie du sinus sous-épiglottique et développée sur les cordes vocales *fig.* 2. Chez l'autre, la muqueuse de la division bronchique qui se ramifie dans le lobule profond du poumon droit était également très épaissie par des végétations grisâtres, de consistance fibreuse, altération qui s'étendait dans la grosse bronche correspondante. — A l'examen microscopique, ces végétations bronchiques, trachéales et laryngiennes se montraient constituées par une trame fibreuse infiltrée d'éléments embryonnaires ; par places, on remarquait des follicules tuberculeux avec cellules géantes et éléments épithélioïdes ; ailleurs, des granulations qui avaient subi la dégénérescence caséeuse dans leur partie centrale. Le chorion de la muqueuse, épaissi, fibreux, ne renfermait que de rares follicules tuberculeux. La couche épithéliale était en partie conservée. — La spécificité de ces lésions a été établie par l'examen bactériologique. Sur des coupes traitées par la méthode d'Ehrlich, j'ai trouvé les bacilles dans quelques îlots tuberculeux.

La *tuberculose des ganglions trachéo-bronchiques et médiastins* est très commune. Les premiers surtout sont

1. Cadiot, Tuberculose scléreuse végétante des bronches, de la trachée et du larynx. *Bull t. de la Société centrale de méd. vét.*, 1893.

fréquemment atteints. Sauf de rares exceptions, on les trouve plus ou moins affectés dans les cas de tuberculose pulmonaire. Ils peuvent être gravement altérés alors que les lésions pulmonaires sont discrètes, presque nulles ; parfois même, comme chez l'homme, où la loi de Parrot n'est pas d'une rigueur absolue, ils sont frappés primitivement. Cette particularité anatomo-pathologique est aujourd'hui expliquée. Les bacilles, on l'a vu précédemment, peuvent traverser une muqueuse et parcourir les vaisseaux lymphatiques qui en partent, sans laisser sur la première ni dans ceux-ci aucune trace de leur passage. On conçoit donc qu'en certains cas d'infection réalisée par la voie broncho-pulmonaire, l'on puisse trouver les ganglions bronchiques déjà désorganisés par les tubercules, sans qu'il existe la moindre altération de la muqueuse respiratoire aux points où les bacilles l'ont pénétrée. Deux fois je les ai vus profondément atteints, alors que ni le poumon ni les bronches ne présentaient de lésions spécifiques apparentes.

Les amas ganglionnaires disposés sur les côtés de la partie terminale de la trachée et de l'origine des bronches sont frappés isolément ou simultanément et se montrent envahis à tous les degrés. Les lésions sont uni ou bilatérales. Les ganglions se tuméfient, se réunissent les uns aux autres, se confondent en s'indurant et forment des masses plus ou moins volumineuses, assez régulières ou bosselées. Chez beaucoup de malades, ils ont le volume d'une grosse amande, d'une noix ou d'un petit œuf ; sur les coupes, leur tissu apparaît hyperhémié, gorgé de lymphe, ou déjà très densifié, fibreux, d'un gris uniforme ou marbré de noir (anthracose), quelquefois parsemé d'îlots tuberculeux blanchâtres, de petits foyers caséeux ou crétacés. Assez souvent leur centre est ramolli, graisseux, d'aspect plâtreux ; d'autres fois ils ont subi la transformation caverneuse ou kystique et sont creusés d'une cavité plus ou moins spacieuse, aréolaire ou à paroi lisse, remplie d'un liquide clair, grisâtre ou lactescent (*fig.* 4, 5 et 6) ; exceptionnelle-

ment ils acquièrent de très grandes dimensions tout en
conservant leur structure fibreuse et leur consistance uni-

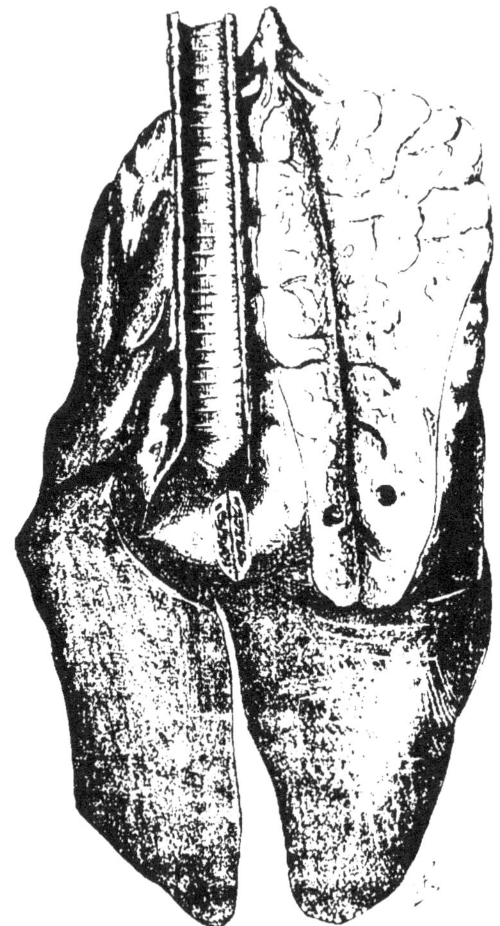

Fig. 3. — Adénopathie trachéo-bronchique tuberculeuse.

forme (*fig.* 3). Les autres ganglions lymphatiques du thorax,
notamment ceux du médiastin antérieur, peuvent présenter
des altérations semblables.

Dans les cas où tous les groupes ganglionnaires trachéo-bronchiques sont envahis, ils constituent une masse énorme, sphérique, ovoïde ou irrégulière. qui englobe ou dévie la

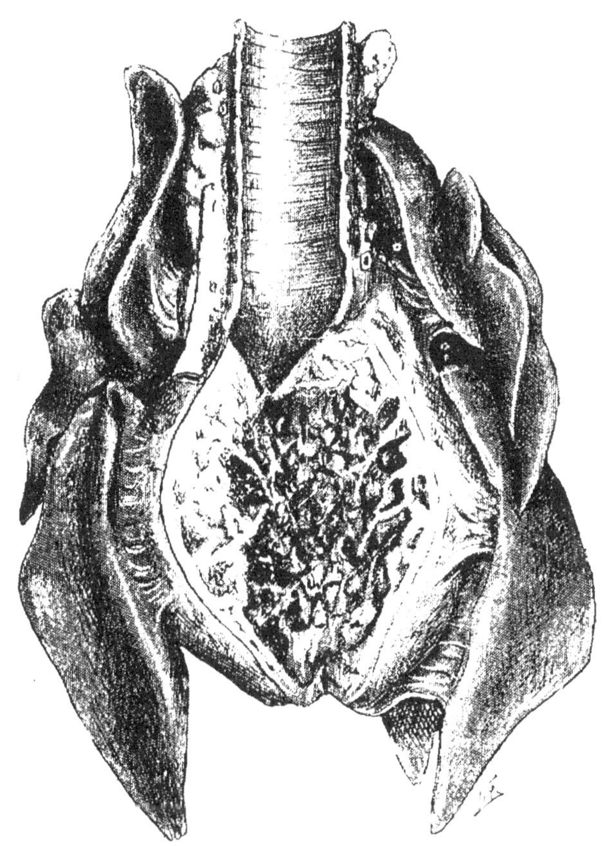

Fig. 4. — Adénopathie trachéo-bronchique tuberculeuse. — Dégénérescence graisseuse et transformation caverneuse.

portion terminale de la trachée et l'origine des bronches, les gros vaisseaux de la base du cœur, l'œsophage et les nerfs importants qui traversent cette région ; les lobes pul-monaires antérieurs, refoulés dans les gouttières vertébro-

costales, adhérent le plus souvent à la partie supérieure
de la tumeur par une large symphyse pleurale.

A mesure que la dégénérescence graisseuse s'étend dans
les ganglions bronchiques, en y progressant du centre vers
la périphérie, les couches superficielles de ces ganglions

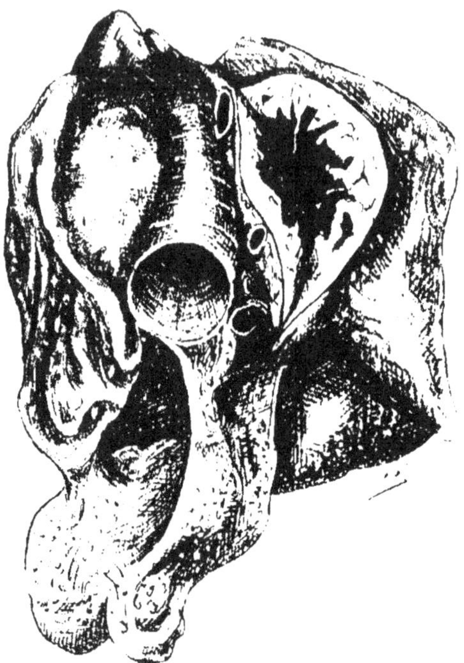

Fig. 5. — Adénopathies bronchiques et médiastiniques. — Caverne ganglionnaire.

sont le siège d'une hyperplasie qui édifie une sorte de coque
fibreuse épaisse, laquelle conjure l'ulcération et l'ouverture du pseudo-kyste tuberculeux. Plusieurs fois j'ai
trouvé cette coque réduite à une épaisseur d'un demi-centimètre, même de quelques millimètres; jamais je ne l'ai
vue perforée. Cet accident ne se produit sans doute que
quand la suppuration ganglionnaire survient par infection
secondaire.

Fait digne de remarque, ces lésions considérables des ganglions bronchiques évoluent parfois presque silencieusement, et elles ne donnent lieu ensuite qu'à des troubles

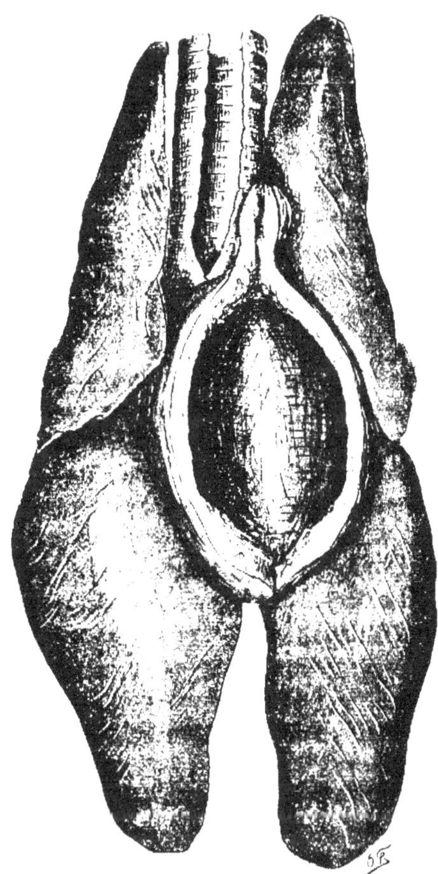

Fig. 6. — Adénopathie bronchique tuberculeuse. — Transformation kystique.

peu appréciables ; mais il est des phtisiques chez lesquels elles déterminent des symptômes graves dus à la compression des pneumogastriques, des gros vaisseaux thoraciques et des bronches. Elles peuvent infecter secondairement le poumon, soit par contiguïté, après avoir provoqué une symphyse pleurale, soit par l'intermédiaire des vaisseaux lymphatiques; elles peuvent aussi engendrer une tuberculose miliaire aiguë et une généralisation qui se produit par la voie sanguine (bacillémie).

Les ganglions tuberculeux renferment toujours des bacilles en plus ou moins grand nombre; ceux-ci doivent être recherchés de préférence dans la couche corticale; quelquefois on n'en trouve plus dans les parties frappées de dégénérescence graisseuse.

Les deux grandes séreuses thoracique et abdominale peuvent être envahies simultanément ou successivement; parfois l'une d'elles seulement est frappée, et le plus souvent c'est la plèvre. L'inflammation spécifique de la plèvre est incontestablement une complication commune de la tuberculose. J'ai signalé la fréquence relative de cette pleurésie chez le chien [1]. Contrairement à l'opinion acceptée par presque tous les auteurs, mes observations établissent que, dans cette espèce, les phlegmasies pleurales sont tuberculeuses dans la majorité des cas.

Lors de tuberculose aiguë ou à évolution rapide, la *plèvre* peut présenter des fausses membranes formées de fibrine, de leucocytes, de globules rouges et de cellules épithéliales desquamées. On ne rencontre guère ces fausses membranes qu'au niveau des lésions tuberculeuses pulmonaires sous-pleurales; si on les enlève, la séreuse apparaît injectée, marquée d'arborisations vasculaires, ou épaissie, blanchâtre, hérissée de villosités ou de fines granulations.

En général, les lésions de la tuberculose pleurale sont beaucoup plus accusées sur le médiastin et sur le feuillet pariétal que sur la plèvre viscérale; souvent le médiastin, épaissi à l'excès, est devenu méconnaissable; avec ses gan-

---

[1] Cadiot, Pleurésie et thoracentèse. *Recueil de méd. vét.*, 1892.

glions hypertrophiés, il forme entre les lobes pulmonaires plusieurs masses volumineuses, irrégulières, couvertes de fines végétations, masses simulant des néoplasies cancéreuses ou sarcomateuses (*fig.* 5 et 7), criant sous le scalpel, et dont la coupe, lardacée, fibreuse, est criblée de petits tubercules, d'îlots ramollis, caséeux ou crétacés (1). C'est toujours au niveau de ses ganglions que la cloison

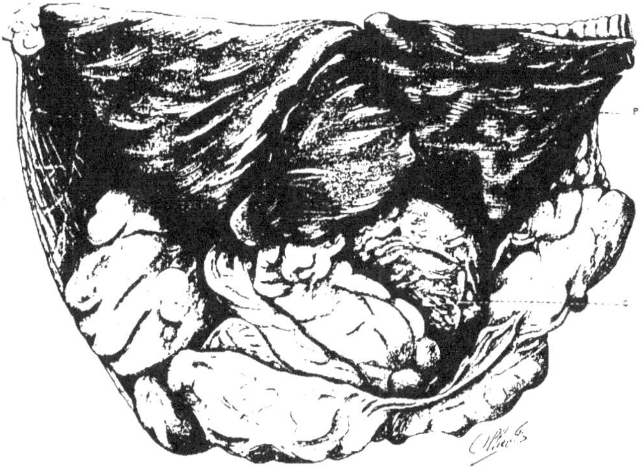

Fig. 7. — Tuberculose du médiastin. — P, poumon ; C, cœur et péricarde.

médiastine possède son maximum d'épaisseur. La plèvre pariétale (costale et diaphragmatique) est aussi d'ordinaire recouverte, sur toute sa surface ou en certains points seulement, de végétations arrondies ou de larges plaques grisâtres ; elle est dense, dure, sclérosée, infiltrée de follicules tuberculeux ; son épaisseur dépasse quelquefois un demi-centimètre. Dans les sacs pleuraux ou dans l'un d'eux seule-

(1) Dans la discussion qui a suivi la communication faite par moi le 12 novembre 1891 à la *Société centrale de médecine vétérinaire*, sur la tuberculose du chien, M. Nocard a mentionné un cas de cette forme hypertrophique de la tuberculose médiastine et a rappelé qu'il en avait vu autrefois de nombreux exemples, alors rattachés à la sarcomatose ou à la lymphadénie.

ment est collecté un liquide tantôt séreux, clair, ambré, ou trouble, floconneux, grisâtre, tantôt purulent, gris verdâtre ou hémorrhagique. — liquide dont la virulence est constante et qui renferme un plus ou moins grand nombre de bacilles ; ceux-ci existent parfois en quantité relativement considérable dans le dépôt formé par ce liquide. L'exsudat de la pleurésie purulente est polymicrobien dans la plupart des cas. L'ensemencement sur gélatine donne le plus souvent des colonies de staphylocoques blancs et dorés. — Pour peu que l'épanchement soit abondant, le poumon, comprimé, refoulé dans la gouttière vertébro-costale, est splénisé, atélectasié ; chez des chiens de forte taille, il peut être réduit aux dimensions d'un petit œuf, ses lobules sont confondus, la plèvre qui le recouvre est épaissie, blanchâtre ; les coupes faites dans son épaisseur montrent, vers sa couche superficielle notamment, des tubercules, des ilots de pneumonie ou des cavernules, points de départ habituels du processus qui a provoqué l'inflammation de la plèvre.

La pleurésie tuberculeuse n'est pas toujours accompagnée d'épanchement ; quelquefois elle est sèche : au début de la phlegmasie, un mince exsudat fibrineux est produit ; il ne tarde pas à se résorber, puis les feuillets pleuraux desquamés ou déjà recouverts de néomembranes s'accolent et se soudent. Ainsi se forment les adhérences ou les *symphyses pleurales*. Plus ou moins étendues, elles sont tantôt minces, peu résistantes, tantôt épaisses de 6 à 8 millimètres, même d'un centimètre ; elles sont constituées par du tissu conjonctif ou fibreux dans lequel on peut rencontrer des granulations tuberculeuses isolées ou confluentes.

La *péricardite tuberculeuse* est relativement fréquente. Je l'ai rencontrée six fois. Elle se présente sous des formes diverses. Dans un fait, il s'agissait de péricardite sèche avec symphyse cardiaque presque complète ; dans deux, les feuillets péricardiques, éloignés l'un de l'autre par un exsudat séreux. étaient reliés par de nombreuses brides de calibre variable (*fig.* 8 et 9); dans un quatrième, la symphyse était limitée à la région voisine de la pointe du cœur. Trois fois la péricardite était séro-fibrineuse et l'épanche-

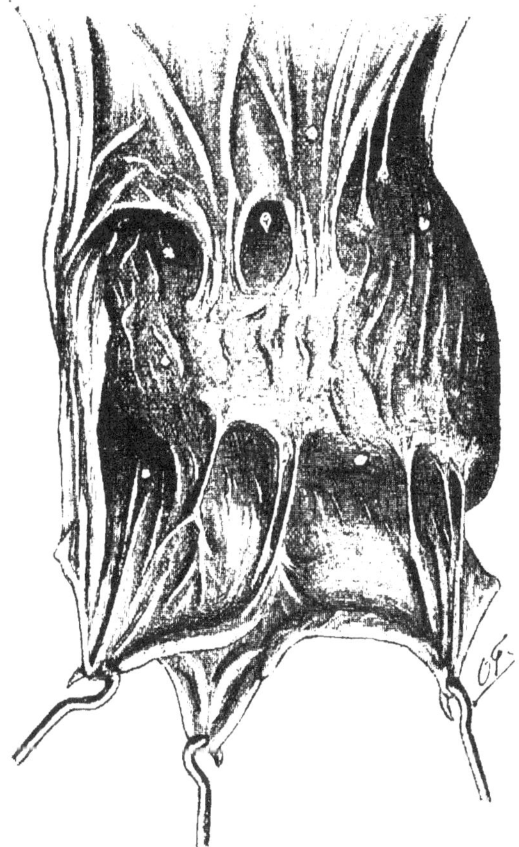

Fig. 8. — Tuberculose du péricarde avec symphyses cardiaques.

ment assez abondant. Une fois le sac péricardique renfermait un exsudat liquide rougeâtre, hémorrhagique. Dans les trois cas de péricardite séro-fibrineuse. le liquide recueilli par la ponction ou à l'autopsie a été essayé sur le cobaye ; deux fois il a donné la tuberculose.

La séreuse elle-même est habituellement le siége d'altérations fort accusées. En général, de couleur blanchâtre

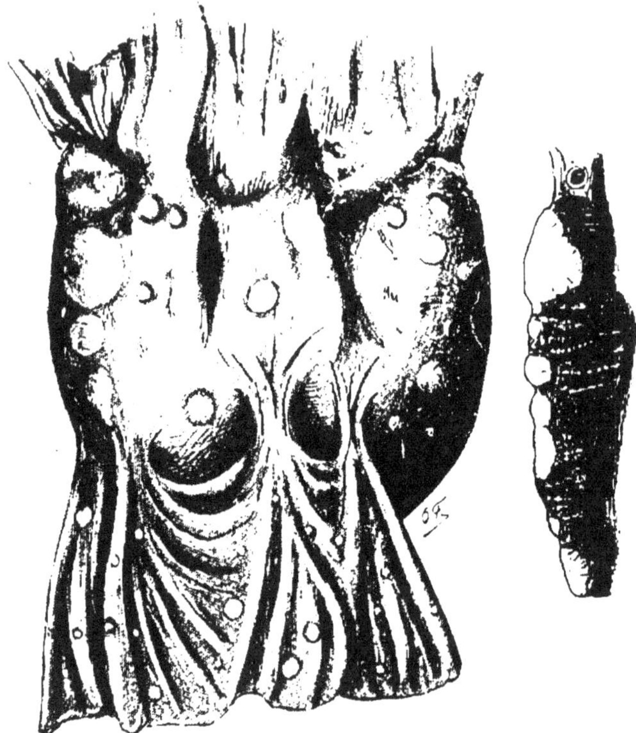

Fig. 9. — Tuberculose du péricarde et du cœur avec symphyses. — Coupe verticale de la paroi du ventricule gauche.

ou blanc grisâtre, elle est irrégulièrement hyperplasiée dans ses deux feuillets, mais surtout vers la base du cœur et l'origine des gros vaisseaux ; son épaisseur mesure d'ordinaire 2 à 3 millimètres, en certains points elle peut atteindre et dépasser un centimètre. L'épicarde et le feuil-

let pariétal sont en outre recouverts sur leur face libre de
petites végétations nodulaires (*fig.* 10). La face profonde
de l'épicarde adhère intimement au myocarde, lequel est
envahi par places ou dans toute sa couche superficielle
par un processus scléreux. La face externe du feuillet

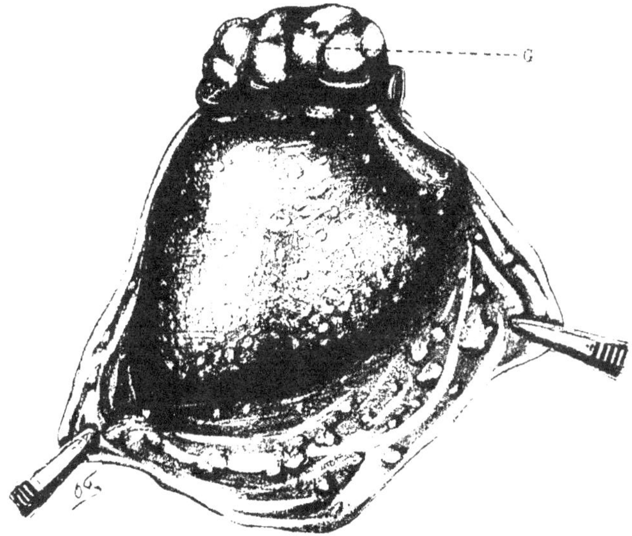


Fig. 10. — Tuberculose du péricarde. — G, ganglion tuberculeux.

pariétal est étroitement soudée à la plèvre médiastine
épaissie.

Cette péricardite tuberculeuse coexiste avec d'autres
lésions séreuses ou viscérales et ganglionnaires, notamment avec la tuberculose du poumon, de la plèvre, des
ganglions trachéo-bronchiques et médiastins. Une fois
cependant, je n'ai vu comme altération concomitante
qu'une adénopathie médiastinique.

L'examen microscopique de coupes pratiquées en divers
sens sur des portions altérées de la plèvre et du péricarde
montre que ces séreuses sont le siège d'un processus scléreux et d'une infiltration de cellules rondes réunies en

amas, qui représentent autant de granulations tuberculeuses. Aux régions où les feuillets sont libres, l'épithélium est ordinairement conservé; aux points où ils adhèrent
entre eux, la soudure est réalisée par un tissu conjonctivo-
fibreux. Les bacilles sont rares à ces lésions; souvent des
recherches multipliées sont nécessaires pour les découvrir.

La *tuberculose du cœur* paraît être plus commune chez
le chien que chez les autres animaux. Jensen l'a constatée
sur deux sujets. J'en ai moi-même recueilli deux exemples chez des malades atteints de tuberculose généralisée. Dans un cas, on voyait sur le cœur une cinquan-
taine de tubercules blanchâtres dont les dimensions
variaient entre celles d'un grain de chènevis et celles d'un
haricot. Développés dans la couche superficielle du myocarde, formant une légère saillie hémisphérique à la surface de celui-ci et recouverts par l'épicarde épaissi à leur
niveau, tous se présentaient avec un contour circulaire très
nettement délimité; les plus volumineux occupaient
presque toute l'épaisseur du myocarde *fig*. 9. A l'œil nu,
leur coupe était ferme, fibreuse, blanchâtre. Au micro-
scope, ils se montraient constitués de granulations à différents stades de la dégénérescence caséeuse et séparées par
des travées conjonctives ; dans une étroite zone de la
couche musculaire voisine, existait une infiltration em-
bryonnaire du tissu conjonctif interfasciculaire avec atrophie de la plupart des fibres et transformation graisseuse
de quelques-unes. L'examen bactériologique des coupes
décelait la présence, dans quelques amas cellulaires, de
petits groupes de bacilles granuleux.

Sur une chienne caniche très amaigrie, Eber a trouvé
une remarquable altération de *l'aorte* : les tuniques vasculaires, surtout l'adventice, étaient fortement hyperpla-
siées; au point où l'aorte atteint la colonne vertébrale,
ces tuniques étaient épaisses de 8 millimètres ; l'externe
et la plèvre qui la recouvre étaient soudées, confondues ;

elles formaient une couche très indurée dont les coupes montraient des foyers de dégénérescence.

La *tuberculose intestinale* est fort rare. Son siége habituel est la partie terminale de l'intestin grêle ou le cæcum. Elle est caractérisée par une ou plusieurs ulcérations d'étendue et de profondeur variables, de couleur grisâtre, à bords saillants, indurés. Une fois, j'ai trouvé la muqueuse ulcérée sur une longueur de plusieurs centimètres ; les autres tuniques étaient dilatées et des adhérences existaient entre la séreuse et les anses intestinales adjacentes. Chez plusieurs animaux, j'ai constaté des nodosités sous-muqueuses ; chez d'autres, de petites exulcérations dans les parois desquelles je n'ai pu découvrir le bacille. Sur quatre sujets, j'ai rencontré les altérations du catarrhe intestinal chronique, surtout un épaississement de la muqueuse ; dans un cas, celle-ci présentait plusieurs petites plaques blanchâtres, fibreuses, qui m'ont paru être des cicatrices d'ulcérations tuberculeuses.

Quand il existe des lésions intestinales tuberculeuses, presque toujours, au voisinage, il y a des adénopathies spécifiques ; mais, comme dans l'appareil respiratoire, ces dernières s'observent assez souvent alors que la muqueuse est indemne. Les ganglions abdominaux envahis par le processus tuberculeux forment des masses arrondies, irrégulières, bosselées, dont la partie centrale est dégénérée, kystique ou purulente ; on peut y trouver des îlots ramollis, de la grosseur d'un pois, d'un haricot, dont la substance est riche en bacilles. Des lymphangites tuberculeuses relient parfois les lésions intestinales aux divers ganglions mésentériques, et ceux-ci aux ganglions médiastins. Chez un sujet atteint de tuberculose séreuse et ganglionnaire ancienne, les adénopathies abdominales et thoraciques étaient réunies par des angioleucites multiples qui avaient déterminé un épaississement énorme du mésentère et du diaphragme ; ce dernier était épais de plus d'un centimètre; sa coupe était fibreuse, avec des points ramollis, caséeux ou crétacés; sur sa face postérieure, on voyait des cordons saillants, noueux, blanchâtres, partiellement recouverts de tissu musculaire et formés par des lymphangites spécifiques.

La *tuberculose hépatique* se présente sous plusieurs aspects. Le plus souvent on rencontre dans le foie un

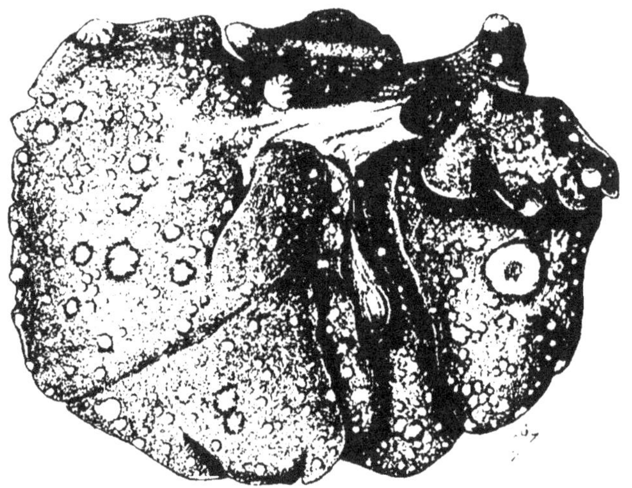

Fig. 11. — Tuberculose du foie.

grand nombre de nodules grisâtres ou blanchâtres, fermes, fibreux, dont les plus volumineux ont la grosseur d'un pois; ceux situés dans la couche superficielle sont hémisphériques ou légèrement coniques, leur base reposant sur la capsule de Glisson; ceux développés dans la profondeur sont arrondis; beaucoup ont leur pourtour finement dentelé; quelques-uns, récents, marqués d'une petite tache opaque centrale, sont entourés d'une large auréole nacrée. Dans cette forme, les lésions sont à peu près semblables à celles de la tuberculose hépatique des gallinacés (*fig.* 11). — Il

est des cas où les deux faces de la glande sont couvertes
d'îlots mesurant 1 à 2 centimètres de diamètre, proémi-
nents, ou de niveau avec les parties voisines, ou légèrement excavés, offrant une teinte brunâtre nuancée de
lignes et de points clairs (lésions récentes), ou jaunâtre,
jaune doré, jaune paille (lésions anciennes); leur partie
centrale est ramollie, en voie de dégénérescence graisseuse, ou creusée d'une cavité aréolaire traversée par des
brides, des travées blanchâtres, granuleuses, et remplie
d'un liquide clair, louche ou lactescent. Enfin il est
commun de trouver réunies ces altérations hépatiques
d'aspect différent : le foie montre des tubercules de toutes
dimensions, depuis l'exiguïté d'un grain de mil jusqu'à
la grosseur d'une noix; alors il a ordinairement un volume
considérable ; sur les sujets de grande taille (chiens de
montagne, terre-neuve), il peut acquérir un poids de 2000
à 2500 grammes.

La plupart des tubercules jeunes renferment de nombreux bacilles, mais ceux-ci sont rares aux lésions anciennes, même dans leur zone périphérique.

La *tuberculose rénale*, fréquente, existe tantôt dans un
seul rein, tantôt dans les deux. On remarque à la surface
de ces organes de petites tumeurs blanchâtres (*fig.* 12);
les coupes faites de la périphérie vers le hile en montrent
d'autres disséminées dans les couches corticale et médul-
laire. Très rares sont les cas où il existe aux reins des tubercules aussi nombreux que dans le foie, que dans le poumon surtout; deux fois seulement j'ai trouvé dans les reins
de volumineux îlots tuberculeux jaunâtres, à contours
irréguliers, ramollis au centre. Chez plusieurs sujets, j'ai
rencontré les altérations de la néphrite chronique, sans
pouvoir découvrir de granulations spécifiques dans le
parenchyme rénal ; chez d'autres, soumis à l'épreuve de
la tuberculine, les reins ont présenté les lésions d'une
phlegmasie aiguë diffuse.

La tuberculose de la *vessie*, de la *prostate*, de l'*urèthre*, du *testicule*, a été observée une fois par Jensen, et celle de l'*ovaire* une fois par Cramer. Sur un de mes phtisiques, atteint de graves lésions rénales et prostatiques, l'urine était purulente et contenait de nombreux bacilles.

Quel que soit le degré de généralisation de l'infection,

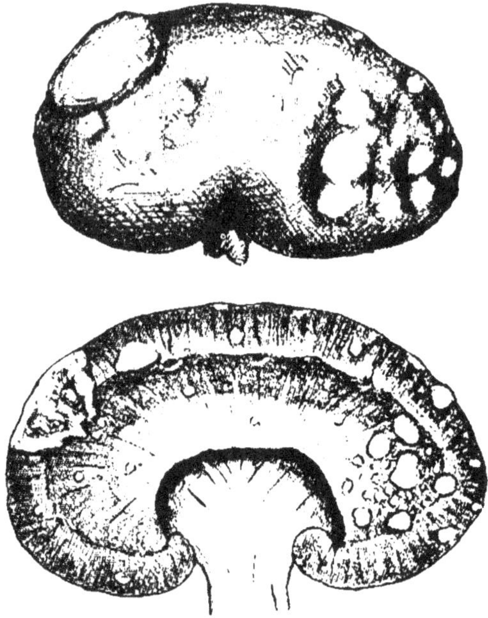

Fig. 12. — Tuberculose du rein.

la *rate* et le *pancréas* sont habituellement indemnes. Les tubercules du *pancréas*, clairsemés et de petit volume, peuvent échapper au premier examen, mais avec un peu d'attention on les distingue nettement. Ceux de la *rate*, qui, par leur couleur, tranchent sur le parenchyme splénique, à la façon de ceux du foie, sont aussi en général de petites dimensions *fig. 13*; cependant, chez un vieux

chien, j'ai vu cette glande presque complètement détruite
par de volumineux tubercules.

La tuberculose du *péritoine* paraît être moins commune
que celle de la plèvre. Le sac péritonéal contient d'ordinaire
une quantité plus ou moins abondante de sérosité trans-
parente, louche ou purulente. Le feuillet pariétal est quelquefois indemne ; d'autres fois il est recouvert, en quelques
points, de productions tuberculeuses ; plus rarement il est
le siége d'une éruption miliaire généralisée. Le mésentère
et l'épiploon sont envahis à un bien plus haut degré. Avec

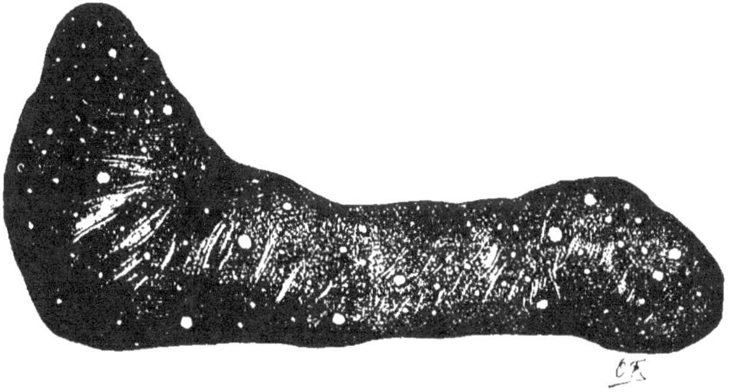

Fig. 13. — Tuberculose de la rate.

les adénopathies mésentériques, on peut trouver un épaississement et une densification considérables de ces lames
séreuses, lesquelles se montrent en outre criblées de granulations ou de tubercules ; ce tissu néoformé a une consistance fibreuse et crie sous le scalpel. L'épiploon peut acquérir des dimensions énormes : sur deux chiens atteints de
tuberculose généralisée chronique particulièrement accusée
sur les séreuses, il était hyperplasié, très dur, et avait
une épaisseur de un centimètre et demi à trois centimètres
(*fig.* 14 et 15) ; le mésentère offrait les lésions de la granulie, il apparaissait couvert de granulations très petites,
se touchant littéralement. Dans une autre forme encore
assez commune de la tuberculose péritonéale, le feuillet

pariétal de la séreuse est normal; le mésentère et l'épi-

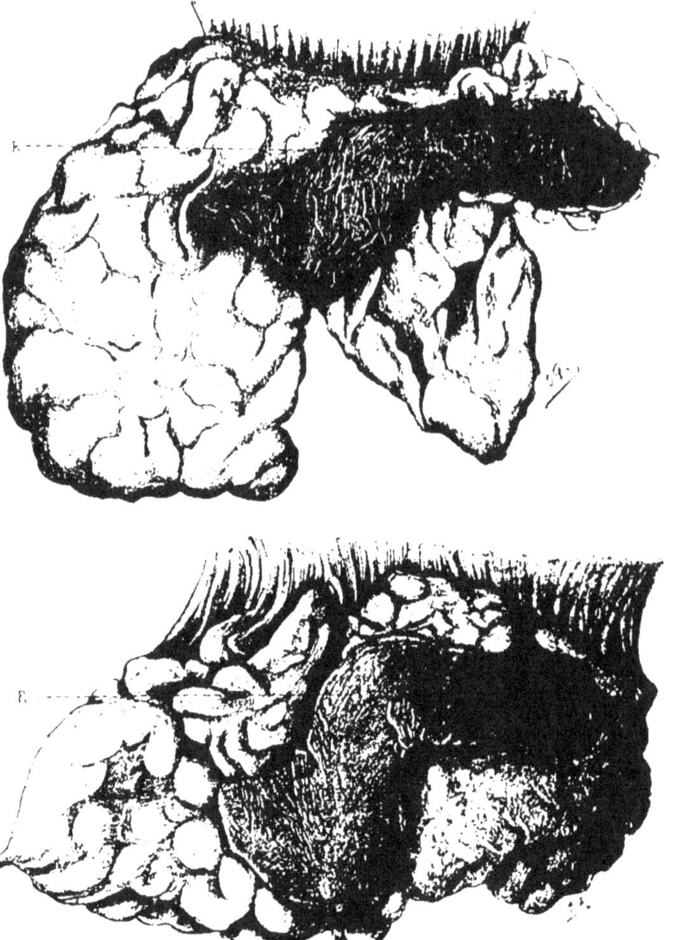

Fig. 14 et 15. — Tuberculose de l'épiploon. — R. rate.

ploon sont recouverts en quelques points par une couche
de végétations tuberculeuses; ailleurs, ils apparaissent

parsemés de fines granulations ou de tubercules inégaux
en volume, irrégulièrement distribués, assez espacés les
uns des autres ou presque confluents (*fig.* 16).

Dans la plupart des cas de tuberculose avancée, la cons-
titution globulaire du *sang* est modifiée : le nombre des
hématies est notablement diminué et il y a un faible
degré de leucocytose. Les bacilles ne se rencontrent qu'acci-

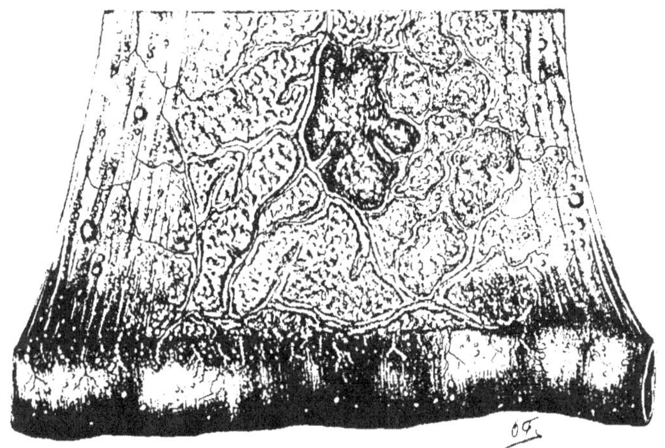

Fig. 16. — Tuberculose du mésentère.

dentellement dans le sang; toutes les inoculations que j'ai
faites avec ce liquide sont restées stériles. Cependant, la
fréquence relative des lésions rénales, toujours d'origine
hématogène, témoigne que le sang charrie des bacilles à
certains moments.

Jusqu'à présent, je n'ai pas observé d'altérations tuberculeuses des muscles, des os, des jointures, des centres ner-
veux ni de l'œil. On a vu précédemment que Müller avait
constaté sur un chien des adénopathies cervicales consécu-
tives à une *ulcération cutanée tuberculeuse.* Jensen a également trouvé une fois des lésions spécifiques des *ganglions
sous-glossiens* et *rétro-pharyngiens.*

Un seul de mes tuberculeux était atteint de lésions articulaires, arthrites chroniques de la jointure fémoro-tibiale gauche et des deux jarrets ; mais, ou ces arthropathies n'étaient pas sous la dépendance de l'infection, ou la virulence y était éteinte, car l'examen bactériologique ne permit pas la constatation des bacilles dans la synoviale altérée ni dans les tissus péri-articulaires, et l'inoculation au cobaye et au lapin resta stérile.

**La tuberculose miliaire aiguë** ou **phtisie aiguë granulique** est caractérisée anatomiquement par l'existence dans le poumon et sur la plèvre, souvent aussi dans les autres viscères et sur les autres séreuses principales, de petits tubercules récents, de *granulations miliaires* grisâtres, demi-transparentes, de consistance fibreuse. Presque toujours elle est le résultat de l'irruption des bacilles dans les voies de la circulation sanguine (bacillémie). Limitée au poumon et à la plèvre, elle peut être la conséquence de l'inhalation de poussières riches en éléments infectieux, ou encore de la dissémination du virus par les courants lymphatiques.

Les *poumons*, uniformément tuméfiés, plus ou moins hyperhémiés et emphysémateux, sont criblés de granulations grises, denses, un peu opaques, dont le volume varie entre celui d'une fine poussière et celui d'un grain de chènevis ; beaucoup sont à peine visibles à l'œil nu. A côté de ces granulations, on rencontre habituellement plusieurs petits foyers de bronchopneumonie. Les *plèvres*, semées de granulations semblables, sont parfois enflammées et recouvertes d'un exsudat pseudo-membraneux ; dans quelques cas, il y a un épanchement pleural séreux ou hémorrhagique ; dans d'autres, des symphyses plus ou moins étendues et d'ancienne date. De nombreuses granulations miliaires existent également dans le *foie*, les *reins*, les *ganglions*, la *rate*, sur le *péricarde*, le *péritoine*, le *mésentère* et l'*épiploon*. J'ai trouvé une fois la rate volumineuse,

hyperhémiée, diffluente. — Les incisions pratiquées dans
les poumons et les ganglions lymphatiques atteints permettent ordinairement de découvrir un foyer tuberculeux
ancien, — lésion primitive où le mal est resté localisé un
plus ou moins long temps et au niveau de laquelle s'est
opérée l'infection du sang.

Ainsi que je l'ai fait remarquer déjà, la richesse bacillaire des productions tuberculeuses est extrêmement
variable. Généralement on trouve de nombreux bacilles
au sein des lésions récentes, en particulier dans les tubercules pulmonaires, hépatiques, rénaux, et dans les parois
des cavernes; parfois il y en a si peu que des examens
répétés sont nécessaires pour les constater. Dans les
altérations anciennes, les bacilles sont ordinairement très
rares et en voie de transformation; la plupart sont granuleux.

# V

## DIAGNOSTIC

Actuellement encore, la tuberculose du chien passe fréquemment méconnue. Pendant la vie, le diagnostic ne
peut en être établi avec certitude que par la bactériologie
ou l'expérimentation. Même dans les nécropsies, souvent l'on n'est exactement renseigné qu'en recourant à ces
modes d'investigation.

Quand la maladie remonte à quelques mois, l'examen clinique permet au moins de la soupçonner. L'émaciation et l'affaiblissement progressifs, la toux, l'accélération de la respiration, la dyspnée, la chronicité de
l'affection, doivent éveiller l'idée de la tuberculose. Les

présomptions augmentent s'il y a de l'ascite, de la pleurésie ou la péricardite. L'auscultation et la percussion de la poitrine, la palpation du ventre, peuvent fournir des indications utiles, mais toujours insuffisantes pour conclure sans réserve.

Les premiers éléments du diagnostic différentiel de la tuberculose — notamment de la forme ganglionnaire — et des adénopathies bronchiques vulgaires sont l'amaigrissement graduel plus ou moins rapide, dans la première, et l'embonpoint conservé dans les autres. Quant aux papillomes de la muqueuse trachéale, ils provoquent, avec des quintes prolongées de toux forte et rauque, des accès de dyspnée revêtant une forme qu'on n'observe pas dans la tuberculose.

On ne peut être entièrement fixé que par l'inoculation, l'examen bactériologique ou l'emploi de la tuberculine.

Dans les cas où la tuberculose est accompagnée de pleurésie, l'injection, dans le péritoine du cobaye, d'une petite quantité du liquide obtenu par la thoracentèse, suffit pour la dénoncer. S'il s'agit bien d'une pleurésie tuberculeuse, dès la troisième semaine qui suit l'inoculation, il y a des tubercules sur le péritoine et dans la rate du sujet inoculé. Je crois avoir présenté les premiers faits dans lesquels le diagnostic de la tuberculose des carnassiers a été ainsi établi, pendant la vie, par l'inoculation de la sérosité pleurétique (1. L'examen bactériologique de ce liquide y décèle parfois les bacilles; plusieurs fois je les ai trouvés nombreux dans le dépôt formé par l'exsudat. Lorsqu'on pratique la thoracentèse sur le chien, il est donc prudent de recueillir dans un vase le liquide extrait, au lieu de le laisser s'écouler sur le sol, comme quelques-uns ont l'habitude de le faire.

On a vu que le jetage est rarement abondant. Alors même que la tuberculose est déjà ancienne, il n'est pas

---

1. CADIOT, Note sur la tuberculose du chien. *Bull. de la Soc. centrale de méd. vét.*, 1892; — Tuberculose du chat. *Ibid.*, 1893.

toujours possible, bien s'en faut, d'obtenir du jetage purulent contenant des bacilles. Sur quelques malades, Fröhner et Bang ont cependant réussi, par l'examen de l'écoulement nasal, à assurer le diagnostic. Souvent j'ai cherché en vain à le faire par ce moyen : dans nombre de cas, il n'y avait pas de jetage; dans d'autres, celui-ci était séreux et ne contenait pas de bacilles.

Reste l'injection de tuberculine. Elle a maintes fois donné à Fröhner, à Bang et à moi-même une réaction significative, mais celle-ci n'est pas constante; lorsque les lésions sont généralisées, que la maladie est arrivée à son dernier stade, à la période consomptive, la réaction est peu prononcée, ou elle fait défaut, ou même la tuberculine amène de l'hypothermie. Chez un chien atteint d'adénopathie bronchique tuberculeuse, j'ai noté une élévation thermique de 1°,6 à la suite d'une injection de 20 centigrammes de tuberculine; chez d'autres sujets, atteints de tuberculose plus ou moins généralisée ou de lésions pulmonaires nombreuses, diffuses, la tuberculine, injectée à des doses de 2 à 25 centigrammes, a provoqué une hyperthermie variant de 5/10 de degré à 1°,8 ; chez plusieurs, la réaction a manqué ; enfin deux fois il est survenu un abaissement de la température. Sur quatre des six derniers phtisiques que je viens d'observer en juin et juillet, la tuberculose a été dénoncée par des réactions de 1° à 1°,7 (1).

A l'autopsie des chiens qui succombent à la tuberculose

(1) Dès les premiers mois de 1891, le Pr Fröhner institua des recherches en vue d'établir la valeur diagnostique de la tuberculine chez le chien. Il constata tout d'abord que cet animal peut supporter, sans manifester la moindre réaction et sans éprouver aucun malaise, des doses considérables de tuberculine. A un jeune chien âgé de deux semaines et pesant environ 1 kilogramme, il injecta successivement, à quelques jours d'intervalle, 1, 5, 10 centigrammes, 1 gramme de tuberculine, sans provoquer aucun phénomène réactionnel. Il ne vit pas non plus se produire de troubles fébriles bien prononcés à la suite d'injections de tuberculine chez des sujets atteints de carcinomatose, de sarcomatose, de pneumonie et de pleurésie non spécifiques, de leucémie, d'entérite chronique. Les seuls animaux chez lesquels survint une réaction nettement accusée étaient tous

ou qui sont abattus au cours de l'infection, on trouve des altérations si variées dans leur aspect, leur étendue, leur distribution, qu'en bien des cas l'on hésite encore à porter le diagnostic. Les adénopathies tuberculeuses et les altérations des séreuses présentent, d'ordinaire, des caractères anatomiques très particuliers, mais les lésions pulmonaires peuvent être confondues avec celles de la *pneumonie chronique*, de la *bronchopneumonie*, de la *strongylose*, ou de la *maladie du jeune âge*, et, en dehors des faits où il existe de la granulie, celles de la tuberculose généralisée offrent une grande ressemblance avec les productions sarcomateuses ou carcinomateuses. On s'explique ainsi les erreurs si fréquemment commises. Lorsqu'il s'agit bien de la tuberculose, l'examen bactériologique laisse rarement le diagnostic indécis. On rencontre des bacilles plus ou moins nombreux dans les altérations pulmonaires, hépatiques, rénales, dans le muco-pus des cavernes, dans les conglomérats tuberculeux des viscères et dans les ganglions. Parfois ils sont difficiles à découvrir dans les lésions anciennes; il se peut même qu'ils y soient complétement détruits. Aussi, doit-on recourir à l'inoculation quand le tableau anatomique étant celui de la tuberculose, l'examen bactériologique donne un résultat négatif.

La tuberculose ne saurait être toujours différenciée à première vue de la *bronchopneumonie lobulaire* simple. Wargunin a provoqué, chez le chien, par l'inhalation de matières pulvérulentes (crachats tuberculeux désinfectés et desséchés, farine de froment, poussières diverses), des altérations pulmonaires objectivement semblables à celles que l'on rencontre dans la plupart des cas de tuberculose. Les poumons se montraient parsemés de nodules gris-verdâtre dont les dimensions variaient

tuberculeux. Néanmoins, Fröhner ne croit pas que la tuberculine soit un agent de diagnostic d'une absolue fidélité. (*Monatshefte fur Praktische Thierheilkunde*, 1891.)

de celles d'un grain de pavot à celles d'un gros pois ; dans quelques cas, les ganglions bronchiques étaient tuméfiés. L'examen microscopique révélait les altérations suivantes : les bronchioles et les alvéoles pulmonaires étaient obstrués par une matière caséo-graisseuse ; l'épithélium était détruit, les parois alvéolaires et les cloisons étaient épaissies par une abondante infiltration cellulaire. Les îlots inflammatoires plus anciens avaient subi la dégénérescence graisseuse. — Le processus évoluait sans réaction fébrile. Tous les animaux conservés guérissaient.

Entre la tuberculose et la pneumonie lobulaire de la *maladie du jeune âge*, le diagnostic est en général facile à la simple inspection du poumon. Dans la « *maladie* », tantôt les régions inférieures des deux poumons sont enflammées, uniformément tuméfiées, ramollies et infiltrées d'une sérosité roussâtre ; tantôt les lobes présentent des îlots plus ou moins volumineux offrant ces caractères, et presque toujours les foyers gangreneux portent le cachet des lésions destructives rapidement produites. Quelques cas se rencontrent cependant où le processus est moins aigu, où des zones d'induration ont eu le temps de s'édifier ; pour eux, le diagnostic nécessite l'examen microscopique ou la recherche du bacille.

La *strongylose pulmonaire* est une affection très rare sous notre latitude et dans les contrées du Nord. Les particularités qu'offrent ses lésions sont bien connues depuis l'étude qu'en a faite Laulanié. Lorsque les pseudo-tubercules vermineux sont de petites dimensions, ils possèdent des caractères macroscopiques analogues à ceux des vrais tubercules, ainsi que nous l'avons remarqué, Railliet et moi, sur un chien dont nous avons relaté l'observation à la *Société de biologie* ; mais les nodules volumineux, formés de tissu fibreux compact, coriace, ont leur centre occupé par un vaisseau thrombosé ; ils ne sont pas caverneux ni creusés d'une petite cavité purulente, comme les tubercules vrais parvenus au stade de ramollissement.

# VI

## PRONOSTIC

Le pronostic de la tuberculose est d'une extrême gravité. Abandonné à lui-même, le chien tuberculeux s'émacie, s'affaiblit peu à peu, finit par tomber dans la cachexie et succombe au bout d'un temps plus ou moins long. La durée moyenne de la maladie est de six à huit mois; elle peut être abrégée par diverses complications (pleurésie, péricardite, pneumothorax); elle peut aussi se prolonger pendant des années. La phtisie pulmonaire est beaucoup plus grave que les autres localisations viscérales habituelles. La forme ganglionnaire reste longtemps compatible avec la vie. J'ai conservé six mois un petit terrier atteint de tuberculose des ganglions bronchiques, sans voir son état s'aggraver sensiblement. Comme dans les autres espèces, on peut observer des temps d'arrêt, des trèves pendant lesquelles l'appétit renaît, l'embonpoint et les forces reviennent.

Chez le chien, la tuberculose guérirait dans quelques cas, plus facilement peut-être que chez les autres animaux, si les malades étaient conservés et soumis à un traitement approprié. Parfois, en effet, dans les poumons, on trouve à la périphérie des foyers tuberculeux une épaisse barrière scléreuse qui doit suffire à arrêter le travail de destruction; on y voit aussi des tubercules fibreux, des cavernes à parois lisses, cicatrisées, et quand l'affection est quelque peu ancienne, souvent les ganglions envahis renferment des tubercules crétacés. Dans beaucoup de lésions, on constate les signes d'un processus à prédominance hyperplasique ou scléreuse. Ce sont là des caractères anatomiques indiquant une vive réaction des tissus contre l'invasion bacillaire et une tendance prononcée vers la guérison.

# VII

## TRAITEMENT

La thérapeutique de la tuberculose n'est guère plus riche qu'avant la découverte du bacille. Les espérances qu'avait fait naître celle-ci ne se sont point réalisées. Toutes les recherches de laboratoire effectuées dans le but de trouver un bon agent bacillicide, inoffensif pour l'organisme, sont restées vaines.

Parmi les innombrables substances médicamenteuses préconisées, l'observation clinique a établi que les plus efficaces sont la créosote et le gaïacol. Avec une bonne hygiène, une bonne alimentation, et par l'administration quotidienne de 5 à 30 centigrammes de créosote officinale ou de gaïacol, donnés en solution aqueuse ou associés à l'huile de foie de morue, on obtiendrait la guérison d'un certain nombre de chiens tuberculeux. Mais, je le répète en terminant, ces malades sont ou peuvent devenir dangereux pour les humains, et le devoir du vétérinaire est d'en conseiller le sacrifice.

**BIBLIOGRAPHIE**.—Straub, Tuberculose beim Hund, *Repertor*.,1845. — Siedamgrotzky, Tuberculose beim Hund, *Sächs. Jahresber.*, 1871. — Tappeiner, Ueber eine neue Methode Tuberculose zu erzeugen, *Archiv für Path. Anat., u. Phys.*, 1878; — Zur Frage der Contagiosität der Tuberculose, *Deutsche Archiv für klin. Med.*,1872. — Bacsasco, Tuberculosi miliare per contagione diretta dall' uomo ad una cagna, *Il medico vet.*, 1882. — Laulanié, Sur une tuberculose parasitaire du chien et sur la pathogénie du follicule tuberculeux, *Revue vét.*, 1882. — Weichselbaum, Experimentelle Untersuchungen über Inhalationstuberculose, *Centralblatt f. d. med. Wissenschaft*, 1882. — Wargunin, Les altérations des poumons après inhalation de crachats tuberculeux et de diverses autres substances organiques.

Dissertation. Pétersbourg, 1883. — GAGGEL, Ein Fall von Tuberculose beim Hund, *Adam's Wochenschrift*, 1884. — ANDRIEU et NOCARD, Tuberculose. Transmission de l'homme au chien, *Bullet. de la Soc. cent. de méd. vét.*, 1885. CSOKOR, Pathologisch. anatomisch. Studien über den Rotz und die Tuberculose, *Oesterr. Zeitschr. für Veterinärkunde*, 1887. — FILLEAU et PITIE, Deux observations de tuberculose du chien, *Bullet. de la Société de médecine pratique*, 1887. — BOURGOUGNON, Sur un cas de transmission de la tuberculose de l'homme au chien, *Journal de médecine*, 1888. — JOUNE, Ein Fall von übertragen, der Tuberculose vom Menschen auf den Hund und über Infection des Menschen durch zufällige cutane Infectionen, *Deutsche Zeitschr. für Thiermedicin*, 1888. — MARCUS, Tuberculose beim Hund, *Deutsch. Zeitschr. Rundschau, der Thierarzt*, 1888; an. in *Recueil vét.*, 1888; Zur Prophylaxie der Tuberculose, *Deutsche medecinische Wochenschrift*, 1888. — THOMASSEN, Sur la Tuberculose animale en Hollande, *Congrès de la tuberculose*, Paris, 1888. — CRAMER, Drie gewallen van Tuberculose by den Hond, *Holl. Zeitschrift*, 1888. — PETERS, Tuberculosis in a dog, *American Journal of Comp. med.*, 1889. — ZAGARI, Sul passagio del virus tubercolare nel tubo digerente del cane, *Giornale internazionale delle scienze mediche*, 1889. — WEYL, Spontane Tuberculose beim Hunde, *Centralblatt f. Bakter.*, 1889. — BERGNON et CADIOT, Sur un nouveau cas de tuberculose du chien, *Bullet. de la Soc. cent. de med. vét.*, 1890. — BANG, Tuberculose unter den Hausthieren in Danemark, *Deutsche Zeitschr. für Thiermed.*, 1890. — CADIOT, GILBERT et ROGER, Note sur la Tuberculose du chien, *Comptes rendus des séances de la Soc. de biologie*, 1891. — FROHNER, Ueber die diagnostiche Bedeutung des Tuberculins beim Hunde, *Monatshefte für praktische Thierheilkunde*, 1891. — BENJAMIN, Tuberculose du chien, *Bullet. de la Soc. cent. de med. vét.*, 1891. — ALLABOUSSE et CADIOT, *Ibid.* — NOCARD, *Ibid.*, et art. TUBERCULOSE, *Dictionnaire de méd. et de chir. vét.*, t. XX, 1892. — CADIOT, Notes sur la tuberculose du chien, *Ibid.*, 1891, 1892, 1893, et *Comptes rendus des seances de la Soc. de biologie*, 1893. — JENSEN, Tuberculose beim Hund und bei der Katze, *Deutsche Zeitschr. f. Thiermed.*, 1891. — CHANTEMESSE et LE DANTEC, Tuberculose spontanée du chien, *Comptes rendus du Congrès pour l'étude de la tuberculose*, 2e série, 1891. — BERNHEIM, Tuberculose du chien, *Ibid.* — SCHINDELKA, Ein durch eine Magen dilatation und eine Wanderniere complicirter Fall von Tuberculose, bein einem Hunde, *Oesterr. Zeitschr. f. Veterinarkunde*, 1892. — LUNAUX, Un cas de tuberculose miliaire aiguë chez le chien, *Annal. de med. vét.*, 1892. STOCKMANN, A case of tuberculosis in the dog, *The Journ. of comp. pathol. and. thérap.*, 1892. — EBER, Beiträge zur Kenntniss der Tuberculose bei Hund u. Katze, *Deutsche Zeitschr. f. Thiermed.*, 1893. — CHARRIN et GLEY, Quatre infections distinctes chez un chien diabétique, *Comptes rendus des séances de la Soc. de biologie*, 1893. — STRAUS et GAMALEIA, Sur la tuberculose humaine et aviaire, *Archives de medecine experimentale*, 1891, et *Comptes rendus du Congrès pour l'étude de la tuberculose*, 2e série, 1891. — CH. RICHET et HERICOURT, Immunité contre la tuberculose conférée par la transfusion péritonéale du sang de chien, *Etudes sur la tuberculose*, publiées sous la direction du professeur Verneuil, t. II, 1890; — Expériences sur la vaccination antituberculeuse; — Traitement de la tuberculose par le sérum de chien, *Comptes rendus des seances de la Soc. de biologie*, 1890, 1892, 1893. — HERICOURT, Traitement de la tuberculose par les injections sous-cutanées de sérum de chien, *Comptes rendus du Congrès pour l'étude de la tuberculose*, 2e session, 1891. — PINARD, KIRMISSON, SEMMOLA, VIDAL, *Ibid.*

# OBSERVATIONS

Je me suis borné à relater sommairement les observations que j'ai recueillies depuis le commencement de cette année et une partie de celles mentionnées dans mes communications antérieures.

Observation I. — Chien danois, âgé de six ans, appartenant à M. R... rue de Paris, 56, à Charenton. Amené à la consultation de l'École d'Alfort le 1er octobre 1891.

Le début de la maladie remonte à environ cinq mois. On a remarqué d'abord de l'inappétence, de la tristesse, de l'abattement ; l'animal restait couché la plus grande partie du temps ; il s'essoufflait vite à l'exercice. Bientôt l'amaigrissement s'est manifesté ; la respiration est devenue accélérée et pénible. Ces symptômes se sont accentués graduellement.

*État actuel.* — Maigreur et faiblesse ; facies « cancéreux » ; dyspnée, respiration discordante. A l'auscultation du poumon, râles sibilants dans les régions inférieures ; résonnance atténuée à la percussion. Toux très rare ; pas de jetage.

*Autopsie.* — Aucune altération du péritoine ni des organes abdominaux. Pleurésie purulente. Exsudat hémorrhagique surtout abondant à gauche. Plèvre pariétale parsemée de tubercules de dimensions variables. Deux volumineux ilots indurés déforment le lobe postérieur du poumon gauche ; sur le plus étendu sont creusées deux étroites perforations d'aspect ulcéreux, l'une à la face externe du lobe, l'autre à la face interne ; le centre de ces ilots est caverneux. Dans l'un, la paroi de la caverne est constituée par une sorte de coque jaunâtre, d'aspect diphtéroïde, entourée par une couche de tissu pulmonaire induré, épaisse d'environ un centimètre. Dans l'autre, caractères ordinaires des cavernes tuberculeuses : cavité irrégulière, aréolaire, à parois très anfractueuses, supportant de petites parcelles de tissu nécrosé et enduite d'un pus visqueux, gris verdâtre. Ganglions bronchiques légèrement hypertrophiés.

Très nombreux bacilles dans le pus des cavernes et dans les coupes de fragments prélevés sur leurs parois.

Observation II. — Chienne de rue, treize ans, appartenant à M. D... rue du Temple, 76, à Paris.

Atteinte d'une volumineuse tumeur maligne ulcérée de la dernière mamelle ventrale gauche. Abandonnée le 29 septembre 1891.

Malgré l'ancienneté de cette néoplasie, la malade est en assez bon état. Aucun symptôme pouvant faire soupçonner la tuberculose.

*Autopsie.* — Tumeur mammaire dure, bosselée; peau adhérente, ulcérée; ganglions inguinaux hypertrophiés, néoplasiques (carcinome). Quelques petites tumeurs dans la rate et dans les poumons. Le lobe postérieur du poumon droit présente, vers sa base, un îlot induré du volume d'une grosse noisette, creusé à son centre d'une caverne multiloculaire remplie de muco-pus grisâtre. Légère hypertrophie des ganglions bronchiques du côté correspondant.

Bacilles en grand nombre dans le pus de la caverne.

Observation III. — Chien épagneul, quatre ans, appartenant à M. C..., rue Mondétour, 16, à Paris. Présenté à la consultation le 30 septembre 1891.

Malade depuis six semaines seulement. Début brusque, inappétence, rares quintes de toux, gêne de la respiration, essoufflement après quelques minutes d'exercice, amaigrissement.

*État actuel.* — Outre la maigreur déjà fort prononcée, on note les signes d'une pleurésie double : respiration accélérée, discordante; disparition du murmure respiratoire et matité des deux côtés de la poitrine dans une plus grande hauteur à droite qu'à gauche. Thoracentèse; écoulement de quelques décilitres de liquide. Les jours suivants, la respiration est moins accélérée et moins pénible. Mort le 4 octobre.

*Autopsie.* — Pleurésie double ; dans les deux sacs pleuraux, collection de liquide grisâtre, fibrineux. Poumons refoulés dans les gouttières vertébro-costales ; à première vue, on les croirait simplement atélectasiés; mais dans le lobe postérieur du poumon gauche on perçoit, sous une couche de parenchyme qui a conservé son élasticité, une masse dure, arrondie, du volume d'une aveline. Une coupe passant par le centre de cette masse met à découvert une cavité irrégulière de couleur plombée, renfermant du pus grisâtre et des fragments de tissu pulmonaire nécrosé. Cette cavité est limitée par une première couche de tissu induré, scléreux, épais de 1 à 2 centimètres suivant les points, et par une zone d'hépatisation. Il y a en outre, disséminés dans les deux poumons, quelques tubercules à différents stades évolutifs. Légère adénopathie bronchique.

Constatation des bacilles dans le pus de la caverne.

OBSERVATION IV. — Chien épagneul, six ans, appartenant à M. D..., rue de Nys, 17, à Paris. Présenté à la consultation le 8 octobre 1891.

Malade depuis cinq mois. On a particulièrement remarqué des troubles de l'appétit et un amaigrissement graduel.

Au premier examen, on est frappé par la maigreur très prononcée du sujet et par l'accélération de la respiration. A l'auscultation du poumon droit, on perçoit, dans la région inférieure, des râles crépitants et muqueux ; là, le son de percussion est submat. Pas de toux ni de jetage.

La chronicité de la maladie, l'absence de signes révélateurs d'une affection déterminée, l'émaciation profonde du sujet, font porter le diagnostic *tumeurs viscérales* ou *tuberculose*. Mort trois semaines plus tard.

*Autopsie.* — Ganglions mésentériques hypertrophiés, irréguliers, bosselés, caverneux. Nombreux tubercules dans le foie ; les plus volumineux, jaunâtres, ramollis, ont la grosseur d'une noix ; beaucoup ont les dimensions d'un pois et une teinte blanchâtre ; la plupart sont gris pâle et ont l'exiguité d'un grain de mil. — La plèvre droite est enflammée, épaissie, surtout dans sa portion médiastine ; elle renferme quelques centimètres cubes de sérosité grisâtre, chargée de flocons fibrineux. Dans le lobe postérieur du poumon droit, deux foyers de bronchopneumonie ; l'un a les dimensions d'un œuf de pigeon, l'autre celles d'une noisette. A la coupe, ces foyers se montrent constitués par une épaisse couche de tissu grisâtre, plombé, marbré de points et de lignes noirâtres (anthracose), limitant une cavité centrale multiloculaire, remplie de muco-pus verdâtre et sur laquelle s'abouchent des bronchioles ectasiées. Les ganglions bronchiques sont hypertrophiés ; leur coupe est infiltrée de fines granulations grisâtres.

Constatation des bacilles dans les lésions pulmonaires.

OBSERVATION V. — Chien braque, quatre ans, amené à la consultation le 19 décembre 1891.

Pas de maladies antérieures. Le début de l'affection remonte à six mois. Le sujet a d'abord été traité pour une bronchite. L'appétit est resté capricieux ; une toux petite, faible, sèche, a persisté. Amaigrissement qui s'est accentué rapidement.

*État actuel.* — Faciès tuberculeux, atrophie des crotaphites, énorme saillie des arcades orbitaires ; dans l'attitude debout, les membres sont rassemblés, le dos voussé, les mouvements paraissent douloureux, l'animal se couche avec précaution. Respiration accélérée, discordante, plaintive; toux faible, avortée. La percussion du thorax est douloureuse; matité à droite, limitée par une ligne horizontale. A l'auscultation, souffle tubaire et râles sibilants. Pouls petit, vite, difficile à compter; choc précordial faible. Bouche sèche. Muqueuses pâles. Température 38°,3-39°,5.

Le 20 janvier, on pratique la thoracentèse à droite; abondant écoulement d'un liquide ambré qui tient en suspension de fins coagulums fibrineux. — L'opération procure une amélioration qui persiste pendant quelques jours.

Le 25, la respiration est de nouveau très accélérée et dyspnéique; la matité s'élève au même niveau qu'avant la ponction; la faiblesse est plus prononcée, l'appétit nul.

Le lendemain, le malade est abandonné.

*Autopsie.* — Foie très volumineux; nombreux tubercules, la plupart légèrement en saillie à la surface de l'organe; les plus gros, de couleur jaunâtre, ont leur partie centrale ramollie, dégénérée, cloisonnée par de minces tractus fibreux. A l'incision de ces tubercules, il s'écoule un peu de suc grisâtre ou lactescent. — Dans les reins, quelques petits tubercules du volume d'un grain de mil à celui d'un pois. — Les deux sacs pleuraux renferment un liquide jaune citrin abondant; la séreuse est épaissie, couverte de fausses membranes qui masquent d'innombrables nodules de toutes dimensions. Le médiastin et ses ganglions sont transformés en une masse énorme, irrégulière, dont la surface est divisée en lobes ovoïdes, globuleux ou aplatis, de couleur blanc jaunâtre. A l'incision, ces tumeurs laissent suinter une lymphe grisâtre; la coupe présente plusieurs petits foyers de ramollissement. Symphyses pleurales pariétales.

Les poumons, plus particulièrement le droit, renferment de petits tubercules ramollis à leur centre et contenant un pus gris verdâtre, plein de bacilles.

OBSERVATION VI. — Chien de montagne, cinq ans, présenté à la consultation le 28 décembre 1891. Malade depuis près d'une année.

*État actuel.* — Maigreur et faiblesse extrêmes; ascite, œdème des membres postérieurs, pâleur et infiltration des conjonctives. Zone de matité occupant, de chaque côté, la moitié inférieure du thorax. La ponction donne issue à environ deux litres de liquide citrin, très albumineux. — Mort le 30 décembre.

*Autopsie.* — Un litre de sérosité dans l'abdomen. Hypertrophie légère des ganglions mésentériques; foie énorme 2 kilog. 450, piqueté de petits nodules blanchâtres et montrant une dizaine de gros tubercules jaunâtres ramollis au centre. Quelques granulations dans les reins. Rate déformée par de nombreux et volumineux tubercules. Léger épanchement dans les sacs pleuraux et péricardique. Poumons blanchâtres, emphysémateux, présentant de petits foyers de bronchopneumonie et plusieurs ilots indurés creusés de cavernes dont le pus fourmille de bacilles.

OBSERVATION VII. — Chien de montagne, neuf ans, amené à la consultation le 15 mai 1892. Malade depuis environ deux mois.

*État actuel.* — Respiration accélérée, discordante ; dyspnée après quelques secondes de marche. La percussion du thorax dénote, à droite, de la matité dans la moitié inférieure ; à l'auscultation, silence absolu en cette région. Aucun phénomène anormal du côté opposé. — Thoracentèse. La ponction donne issue à un demi-litre de liquide limpide, jaunâtre. — Nouvelle ponction quelques jours plus tard. Liquide rougeâtre, non purulent. L'examen bactériologique n'y décèle pas de bacilles.

Inoculation de deux cobayes par injection intrapéritonéale d'un centimètre cube de ce liquide. A l'autopsie de ces deux animaux, trois semaines après l'inoculation, lésions tuberculeuses du péritoine et des organes abdominaux.

Le chien succombe le 9 juillet.

*Autopsie.* — Tuberculose pleuro-pulmonaire. Plèvre épaissie, granuleuse, rougeâtre ; épanchement abondant de sérosité sanguinolente. A droite, large symphyse pleurale ; le poumon adhère aux côtes par la plus grande partie de sa surface ; il renferme de nombreuses granulations et quatre volumineux ilots tuberculeux creusés d'une cavité irrégulière remplie de muco-pus verdâtre, riche en bacilles. Dans le poumon gauche, deux foyers tuberculeux semblables. La couche superficielle est indemne, sauf en un point où la plèvre est épaissie, plissée, et le parenchyme sclérosé, — lésions qui semblent être le vestige d'une caverne cicatrisée.

OBSERVATION VIII. — Chien de montagne, cinq ans, amené à la consultation le 7 juillet 1892. Malade depuis quatre mois.

*État actuel.* — Maigreur et faiblesse extrêmes, ascite ; submatité thoracique bilatérale ; râle crépitant à l'auscultation. Pas de jetage.

*Autopsie.* — Environ un litre de liquide louche, grisâtre, collecté dans l'abdomen. Épaississement et granulie du mésentère. Hypertrophie énorme de l'épiploon, lequel forme une masse rectangulaire, aplatie, incurvée, dont la surface inégale, mamelonnée, est sillonnée de fines arborisations vasculaires ; son tissu, dense, fibreux, crie sous l'instrument tranchant; des sections transversales donnent des coupes larges de plus de deux centimètres, pointillées de granulations caséeuses ou crétacées, facilement énucléables. Hypertrophie et infiltration tuberculeuse des ganglions mésentériques. Dans le foie, tubercules de toutes dimensions : les uns, très petits, grisâtres, homogènes; d'autres, plus volumineux, blanchâtres ou jaunâtres, ramollis, caverneux. Quelques petits tubercules dans les reins. Rate indemne. Épaississement considérable du diaphragme par des lymphangites tuberculeuses. — Quelques décilitres de sérosité grisâtre dans les sacs pleuraux. La plèvre médiastine, très épaissie, mamelonnée sur ses deux faces, est couverte de tubercules miliaires quasi confluents. Dans les deux poumons sont disséminés de nombreux tubercules, la plupart creusés d'une cavité purulente. Le lobe antérieur du poumon droit est presque entièrement détruit par l'ulcération caverneuse. Hypertrophie et infiltration tuberculeuse des ganglions trachéo-bronchiques et médiastins.

Bacilles très nombreux dans les lésions pulmonaires, rares dans les autres organes.

OBSERVATION IX. — Chien de montagne, sept ans, amené à la consultation le 11 juillet 1892. Malade depuis trois mois.

*État actuel.* — Maigreur, faiblesse, ascite, muqueuses très pâles; respiration discordante. La percussion dénote de la matité dans les deux tiers inférieurs du thorax, à gauche. Souffle à l'auscultation. La marche est pénible; bientôt l'animal est à bout d'haleine; il s'arrête, écarte les membres antérieurs, entr'ouvre la bouche et ne respire qu'avec la plus grande difficulté. Pas de jetage. — On couche le chien pour faire un examen plus complet du thorax. Il s'agite vivement et meurt en quelques instants.

*Autopsie.* — Quelques tubercules dans le foie et dans les reins. Tuberculose pleuro-pulmonaire. Un demi-litre de liquide séropurulent dans le sac pleural gauche. La séreuse est considérablement épaissie et constellée de petits tubercules; ceux-ci sont confluents dans la gouttière vertébro-costale, vers le sternum et dans l'angle costo-diaphragmatique : à ces régions, ils forment une couche continue, épaisse de deux à six millimètres suivant les points. En avant et en arrière du cœur, épaississement énorme de la plèvre médiastine et hypertrophie considérable de ses ganglions ; sa surface est mamelonnée, jaune grisâtre, sillonnée de fines arborisations; les coupes faites dans sa trame se montrent criblées de granulations blanchâtres. Dans le lobe postérieur du poumon gauche, volumineux îlot induré ; la section y met à découvert une caverne

anfractueuse remplie de pus gris verdâtre et dont la paroi, formée
d'une couche fibreuse épaisse, grisâtre, ardoisée, supporte plusieurs
fragments de tissu nécrosé, gris verdâtre. En outre, quelques tubercules crus ou déjà ramollis, disséminés dans les deux poumons.

Constatation des bacilles dans le contenu de la caverne.

Observation X. — Chien caniche, dix-huit mois, présenté à la
consultation le 2 août 1892.

Malade depuis le mois d'avril précédent. Il tousse et s'essouffle
au moindre exercice. On l'a traité pour une affection pulmonaire
consécutive à la maladie du jeune âge. Il est resté faible et en mau-
vais état. La toux persiste, l'appétit est fort irrégulier.

*État actuel.* — Maigreur et faiblesse extrêmes. Respiration accélérée et discordante. Toux faible ; léger jetage.

A l'examen de la poitrine, matité à gauche, dans toute la moitié
inférieure ; à droite, zone mate moins étendue, bruit de souffle, un
peu de crépitation et de sibilance au-dessus de la partie moyenne
du poumon, disparition du murmure respiratoire dans les régions
inférieures. Le choc précordial est effacé à gauche ; le cœur est
refoulé à droite ; de ce côté on sent les systoles un peu en arrière du
point où on les perçoit normalement.

*Autopsie.* — Épanchement pleural hémato-purulent. Dans le lobe
postérieur du poumon gauche, vaste foyer de pneumonie chronique au centre duquel est creusée une caverne qui communique
avec la plèvre et renferme un peu de pus gris verdâtre. Tubercules grisâtres récents dans le poumon droit, dont le lobe antérieur est soudé au médiastin. — La plèvre est le siége d'altérations considérables. En avant et en arrière du cœur, le médiastin
et ses ganglions hyperplasiés, constituent une énorme plaque
bosselée, très dense, comme cartilagineuse. Le médiastin antérieur forme une masse compacte, moulée sur la face interne de
la partie antérieure du thorax, masse qui a repoussé le cœur à
droite et en arrière, le poumon en arrière et en haut. La plèvre
costale est couverte de petits tubercules. Les ganglions bronchiques
sont hypertrophiés et infiltrés de granulations tuberculeuses. —
Le péricarde, épaissi, présente des lésions analogues à celles de
la plèvre et renferme un peu de sérosité. Le cœur, refoulé à droite
et enveloppé de tous côtés par les néoformations pleurales, est
marqueté de nombreux tubercules blanchâtres, fermes, profondément enchâssés dans le myocarde. — Le foie, volumineux
(1800 grammes), est parsemé de tumeurs blanchâtres, régulièrement
circulaires, dont les dimensions varient de la grosseur d'un grain
de mil à celle d'un haricot. — Quelques tubercules dans les deux reins.

Bacilles nombreux dans le pus des cavernes et dans les lésions pulmonaires, rares et granuleux dans les tubercules cardiaques.

OBSERVATION XI. — Chienne de rue, huit ans, malade depuis deux mois. Amenée à la consultation le 9 septembre 1892.

*État actuel.* — Tristesse et maigreur extrèmes, atrophie des crotaphites ; faciès tuberculeux ; râle crépitant à l'auscultation du poumon. Pas de jetage. Rien de saillant à la palpation de l'abdomen.

L'émaciation du malade fait conclure à la tuberculose ou à une tumeur maligne généralisée.

*Autopsie.* — Le péritoine est encore doublé d'une couche adipeuse. Lésions tuberculeuses du foie, de la rate, des reins, des ganglions lymphatiques abdominaux. A la surface de la rate, on compte une centaine de tubercules de petites dimensions. Ceux du foie se présentent avec une coloration jaune brun, jaunâtre ou jaune doré, suivant leur ancienneté ; quelques-uns saillent à la surface de l'organe, d'autres sont légèrement excavés à leur centre. La coupe en est jaunâtre, grisâtre ou hémorrhagique. Les plus volumineux sont ramollis, friables, lacunaires dans leur portion centrale. — Un peu de sérosité louche dans les plèvres. Tubercules pulmonaires grisâtres ; les uns, fermes, denses ; les autres ramollis, purulents. Hypertrophie des ganglions des bronches et du médiastin.

Bacilles en grand nombre dans les tubercules pulmonaires, rares dans les ganglions bronchiques et médiastins.

OBSERVATION XII. — Setter irlandais, quatre ans. Vers la fin de sa première année, ce chien fut pris d'une bronchite qui se prolongea sous la forme chronique. Pendant environ dix-huit mois, aucun changement avantageux ou défavorable ne survint dans son état. Au printemps de 1892, des troubles digestifs s'ajoutèrent à ceux de l'appareil respiratoire. Pendant quelques semaines, l'animal mangea avec moins d'appétit et eut de fréquents vomissements ; on le mit au régime lacté. Les vomissements disparurent, mais la toux devint plus fréquente et plus forte ; l'aboiement, auparavant fort et clair, se voila ; enfin certains phénomènes se manifestèrent qui indiquaient une aggravation du mal. Le chien restait couché la plus grande partie du temps ; souvent la respiration était plaintive ; l'appétit était très irrégulier, l'amaigrissement s'accusait peu à peu ; les aboiements, qui paraissaient douloureux, ne se firent plus entendre qu'à de longs intervalles. Peu après, l'animal devint complètement aphone. La toux était remplacée par une sorte d'expiration sifflante et pénible. — Amené à Alfort le 2 novembre 1892 et abandonné (1).

*État actuel.* — On a noté sur ce chien des troubles graves de l'appareil respiratoire. Le fonctionnement de cet appareil était devenu d'une difficulté extrême, l'inspiration s'accompagnait d'un bruit aigu rappelant celui du cornage du cheval. Tout exercice, tout effort était devenu impossible : il suffisait que le malade fît quelques pas à une allure accélérée ou qu'il montât un escalier pour que les signes de l'asphyxie apparussent : il s'arrêtait, anxieux, et parfois s'affaissait, comme pris d'une syncope ; au bout de quelques instants, il se relevait, la respiration haletante, la face angoissée : s'il ne se livrait pas à de nouveaux efforts, ces troubles s'effaçaient peu à peu. L'animal se refusait absolument à tout examen direct de la bouche et de la gorge ; à la palpation du larynx, on percevait une déformation de cet organe.

*Autopsie.* — Aucune altération des viscères abdominaux. La poitrine ouverte, on aperçoit quelques végétations sur les plèvres pariétale et viscérale. Le poumon gauche montre une grosse lésion : le lobe postérieur est volumineux, dense, grisâtre ; une incision faite suivant son grand axe met à découvert une large cavité à parois scléreuses, dans laquelle débouche la grosse bronche du côté correspondant. La muqueuse qui tapisse cette dernière est très épaissie, irrégulière, bourgeonneuse, recouverte de muco-pus verdâtre dans toute son étendue. Vers son origine et sur la partie terminale de la trachée, on remarque quatre petites tumeurs aplaties, à contour circulaire, à centre déprimé, dont le diamètre varie de un à deux centimètres, dont l'épaisseur est de quelques millimètres seulement. Une autre, plus large, est développée sur la partie moyenne de la trachée. Le larynx est presque complètement obstrué par une tumeur bilobée d'apparence polypeuse, qui déborde l'ouverture pharyngienne, où elle apparaît encadrée par les aryténoïdes et l'épiglotte. La dissection montre que la tumeur est partie du sinus sous-épiglottique ; elle s'est développée le long des cordes vocales qu'elle englobe presque complètement et dont on ne distingue plus que le bord antérieur. Les deux parties du néoplasme sont soudées sur leur milieu et accolées dans leur région inférieure ; au-dessus de l'adhérence, elles laissent entre elles un espace large de quelques millimètres. C'était la seule voie qui permît encore le passage de l'air.

La tumeur laryngienne et les végétations trachéo-bronchiques

_______

(1) Je dois cette intéressante observation à un jeune confrère, M. Placé, qui a traité le malade pendant plusieurs mois.

renfermaient des follicules tuberculeux dans lesquels existaient des bacilles en petit nombre.

OBSERVATION XIII. — Chienne danoise, trois ans, amenée à la consultation le 8 novembre 1892.

Malade depuis six semaines seulement. Tristesse, abattement, diminution de l'appétit, et à certains moments inappétence complète pendant plusieurs jours. Oppression, amaigrissement qui s'est vite accentué. Diarrhée.

*État actuel.* — Cachexie, coloration ictérique des muqueuses, augmentation de volume du foie. On croit à une affection hépatique accompagnée d'intoxication biliaire. Mort deux semaines plus tard.

*Autopsie.* — Quelques tubercules non ulcérés développés dans l'épaisseur des tuniques intestinales. Adénopathie mésentérique. Très nombreux tubercules hépatiques et rénaux se présentant avec l'aspect habituel. Légère hyperplasie du mésentère et de l'épiploon, qui apparaissent couverts de fines granulations. Petites végétations sur les régions costale et diaphragmatique de la plèvre droite. Tubercules miliaires disséminés dans les deux poumons; quelques-uns volumineux, purulents, caverneux. Adénopathie trachéo-bronchique.

Constatation des bacilles dans les lésions pulmonaires.

OBSERVATION XIV. — Chien griffon, six ans, présenté à la consultation le 7 janvier 1893.

Malade depuis quelques semaines. Il a notablement maigri; la respiration est accélérée, la dyspnée est intense après quelques minutes d'exercice.

*État actuel.* — Matité et souffle tubaire dans les 2/3 inférieurs du thorax, à gauche. Un peu de jetage muqueux, grisâtre. L'amaigrissement et l'existence d'un épanchement thoracique font soupçonner la tuberculose. Le malade est abandonné. — Une injection de 10 centigrammes de tuberculine provoque une réaction de 8/10 de degré. Pas de bacilles dans le jetage.

*Autopsie.* — Adénopathie mésentérique contiguë à l'iléon; quelques tubercules jaunâtres disséminés sur le mésentère et l'épiploon. Semis de petits tubercules dans le foie. Dans la plèvre gauche, environ un demi-litre de liquide purulent. Le poumon gauche est splénisé, son lobe postérieur présente un volumineux îlot induré. L'incision y met à nu un foyer inflammatoire, creusé d'une caverne vacuolaire, à mince paroi et renfermant un peu de muco-pus grisâtre. Les ganglions des bronches et du médiastin sont considérablement hypertrophiés et infiltrés de granulations. Rien au poumon droit.

Constatation des bacilles dans les coupes des parois de la caverne. L'ensemencement du liquide pleural sur gélatine et sur gélose a donné des colonies de staphylocoques blancs et dorés.

Observation XV. — Chienne danoise, quatre ans, laissée en traitement à Alfort le 15 février 1893.

Malade depuis deux mois. Respiration accélérée, difficile. Fréquents arrêts durant les promenades un peu prolongées. L'appétit a graduellement diminué. Depuis trois semaines, toux sèche, courte, ne se produisant qu'à de longs intervalles.

*État actuel.* — On est surtout frappé par l'abattement de l'animal, par l'émaciation des crotaphites et des muscles du train postérieur. A l'examen du cœur, on entend un léger souffle systolique qui couvre le petit silence. L'auscultation du poumon fait percevoir des râles humides. La percussion dénote une submatité étendue bilatérale. La respiration est courte, précipitée, discordante; l'expiration est nettement soubresautante. Un peu de jetage muqueux; quelques quintes de toux. La chronicité de l'affection, les troubles généraux et les symptômes pulmonaires font soupçonner la tuberculose.

Le 18 février, on fait une injection de 50 centigrammes de tuberculine en arrière de l'épaule gauche (1).

Température au moment de l'injection 39°. Le lendemain, à huit heures, la chienne est très abattue, la température est de 38°,5; à midi, de 38°,3; à quatre heures, de 38°,2. La mort survient pendant la nuit.

*Autopsie.* — Environ un demi-litre de liquide rougeâtre dans les plèvres. La plèvre médiastine est épaissie, finement granulée en certains points, fort épaissie dans d'autres. Légère hypertrophie des ganglions médiastins.

Lésions de la tuberculose pulmonaire. Les deux poumons sont affectés; ils offrent les signes d'une vive congestion, certainement provoquée par la tuberculine. A la palpation des différents lobes, on perçoit des granulations et des ilots tuberculeux — altérations surtout prononcées dans les lobules postérieurs. Ceux-ci offrent de remarquables lésions de bronchopneumonie chronique. Marqués de cicatrices et de rides à leur surface, ils sont tuméfiés et indurés. Sur la coupe, le tissu malade a une coloration marbrée et une disposition aréolaire. De couleur grisâtre, tacheté de points et de lignes noirâtres, il est creusé de cavernes ou de nombreux petits

(1) Si le chien sain supporte sans réagir des doses considérables de tuberculine, parfois, chez les tuberculeux, ces doses provoquent un abaissement de la température et la mort.

abcès renfermant un pus verdâtre. Les ganglions bronchiques ont conservé leur volume et leur aspect normaux. Tous les autres organes sont indemnes.

Malgré l'absence d'adénopathie bronchique, il s'agissait bien de tuberculose pulmonaire. L'examen microscopique de la matière obtenue par le grattage des cavernes a révélé la présence des bacilles spécifiques.

OBSERVATION XVI. — Chien de montagne, six ans, appartenant à M. J..., 18, rue Tiphaine, à Paris.

Amené à la consultation le 14 mars 1893. A joui d'une bonne santé jusqu'au mois de janvier dernier, époque où il a perdu sa gaieté et sa vigueur habituelles ; l'appétit a diminué, la maigreur est survenue et s'est accentuée peu à peu ; on a aussi noté une soif vive et quelques rares quintes de toux sèche.

*État actuel.* — Sauf l'émaciation, qui est très prononcée, pas de symptômes pouvant éclairer le diagnostic. Il n'y a pas de jetage ; l'auscultation, la percussion du thorax et la palpation de l'abdomen ne fournissent aucun renseignement ; la température, un peu au-dessus de la normale, subit d'assez fortes oscillations dans le courant d'une même journée. L'étisie, la faiblesse, la chronicité de la maladie dénoncent la tuberculose. Une injection hypodermique de 20 centigrammes de tuberculine provoque une vive réaction. Température maxima notée avant l'injection 39°,4. Le lendemain, le thermomètre accuse, à 8 heures (12 heures après l'injection) : 41° ; à onze heures, 41° ; à trois heures 40°,3 ; à six heures 39°,8. Hyperthermie maxima, 1°,6.

*Autopsie.* — Quelques petits tubercules récents dans le foie. Rien dans le péritoine ni dans les autres organes de la cavité abdominale. Plèvre indemne. Quatre fines granulations fibreuses dans le lobe pulmonaire droit. Adénopathie bronchique ; les ganglions du côté droit forment une masse du volume du poing, ramollie, kystique, dont la cavité est remplie d'un liquide sanguinolent, tenant en suspension de nombreuses hématies — particularité due sans doute à des hémorrhagies capillaires provoquées par la tuberculine.

Constatation des bacilles dans les tubercules hépatiques et dans la couche corticale de la tumeur ganglionnaire.

OBSERVATION XVII. — Chien de rue, cinq ans, appartenant à M. B... 35, rue Pastourelle, à Paris. Présenté à la consultation le 22 mars 1893.

Malade depuis environ quatre mois ; s'est amaigri progressivement ; toux, appétit irrégulier, vomissements. Il est des jours où l'animal, très gai, ne semble pas souffrant, d'autres où il refuse tous les aliments qu'on lui présente et reste continuellement couché.

*État actuel.* — Cachexie, matité bilatérale, souffle et râles crépitants dans les deux poumons; toux rare, très peu de jetage. — Une injection de 8 centigrammes de tuberculine ne provoque pas de réaction; elle entraîne au contraire un léger abaissement de la température.

*Autopsie.* — Aucune altération de l'intestin ni du mésentère. Tuberculose miliaire du foie et des deux reins. Pleurésie purulente. Tuberculose pulmonaire généralisée. Lobes postérieurs volumineux, grisâtres, profondément atteints, offrant de nombreux foyers de bronchopneumonie chronique. L'incision des ilots indurés met à nu de petites cavernes à paroi ardoisée, renfermant un muco-pus verdâtre, riche en bacilles. Ganglions trachéo-bronchiques modérément hypertrophiés.

L'ensemencement du liquide pleural a donné des colonies de streptocoques.

OBSERVATION XVIII. — Chien épagneul, quatre ans, appartenant à M. B..., 14, rue Lamartine, à Paris. Amené à la consultation le 24 mars 1893.

Malade depuis le mois de décembre 1892. Maigreur et faiblesse qui se sont accentuées graduellement, malgré la conservation de l'appétit.

*État actuel.* — Amaigrissement déjà fort accusé. Arthropathies de la jointure fémoro-tibiale gauche et des deux jarrets. Respiration accélérée, discordante, plaintive; résonnance thoracique atténuée; souffle et râles crépitants des deux côtés du thorax. Pas de jetage, pas de toux. Une injection de 10 centigrammes de tuberculine provoque une réaction de 1°.

*Autopsie.* — Faible épanchement dans les plèvres. Tuberculose pleurale. Tuberculose pulmonaire généralisée; lobes postérieurs volumineux, grisâtres, indurés, creusés de vastes cavernes renfermant un muco-pus verdâtre riche en bacilles. Aux jointures tarsiennes et fémoro-tibiale gauche, lésions de l'arthrite chronique. Forte induration des tissus péri-articulaires.

Inoculation intrapéritonéale de deux cobayes avec une émulsion préparée en écrasant dans de l'eau stérilisée des fragments de tissus articulaires altérés. Résultat négatif.

Ensemencé sur gélatine, le liquide pleural a donné des colonies de staphylocoques blancs.

OBSERVATION XIX. — Chien de montagne, trois ans, appartenant à M. B..., 11, rue Béranger, à Paris. Présenté à la consultation le 24 mars 1893.

Malade depuis trois mois. Inappétence, toux, amaigrissement ; depuis environ un mois, augmentation de volume du ventre.

*État actuel.* — Extrême maigreur et dyspnée très prononcée. Du côté gauche du thorax, matité complète et, dans toute la hauteur, silence absolu, excepté vers le milieu et en avant, où l'on entend un léger bruit de souffle ; du côté droit, matité à la partie inférieure, résonnance atténuée, râles crépitants dans les régions supérieures. Dextrocardie ; les battements du cœur, effacés à gauche, soulèvent la paroi thoracique droite. Pas de jetage apparent.

*Autopsie.* — Aucune altération des organes abdominaux. Pleurésie purulente à gauche ; deux litres de liquide dans les plèvres. Le poumon, refoulé dans la gouttière vertébrale, atélectasié, réduit au volume d'un œuf, est farci de petits tubercules grisâtres ; il adhère aux septième, huitième et neuvième côtes. Quelques décilitres de liquide dans la plèvre droite. Le poumon droit renferme de nombreux tubercules. Ganglions bronchiques légèrement hypertrophiés et infiltrés de petits tubercules.

Constatation des bacilles dans les tubercules pulmonaires.

Ensemencé sur gélatine et sur gélose, le liquide pleural a donné des colonies de staphylocoques blancs et dorés.

OBSERVATION XX. — Chienne braque, six ans, appartenant à M. B..., route de la Révolte, à Neuilly-sur-Seine.

Le premier symptôme noté a été l'ascite. En même temps que le ventre a pris des proportions considérables, l'amaigrissement s'est manifesté et la respiration est devenue difficile. — La malade fut présentée à M. Weber, qui, soupçonnant la tuberculose, me la fit adresser le 27 mars.

*État actuel.* — Maigreur extrême, volume énorme du ventre, fluctuation de l'ascite. Respiration accélérée, effacement du murmure respiratoire et matité dans le tiers inférieur du thorax, des deux côtés. Systoles cardiaques affaiblies. T. 39°,2 ; P. 124 ; R. 40.

Le 30 mars, injection de 10 centigrammes de tuberculine. Réaction de 1°,4. Le 31 mars, ponction du thorax à droite ; écoulement d'un peu de sérosité louche.

*Autopsie.* — Environ un litre de liquide grisâtre dans la cavité abdominale. Le foie présente de nombreux tubercules miliaires, blanchâtres. Quelques granulations dans les deux reins. Les ganglions mésentériques sont légèrement hypertrophiés. Un peu d'épanchement dans les deux sacs pleuraux. Les poumons, emphysémateux, ne renferment que de rares tubercules ; les ganglions bronchiques et médiastins sont envahis. Péricardite exsudative ; de petites granulations parsèment le feuillet pariétal du péricarde ; le feuillet viscéral, induré, irrégulièrement épaissi, présente, en certains points de sa face libre, des îlots indurés, blanchâtres, du volume d'un pois à celui d'un haricot, qui pénètrent assez profondément dans la substance du cœur. La face gauche du cœur est libre ; la face droite adhère au feuillet pariétal du péricarde par de nombreuses brides fibreuses.

Constatation des bacilles dans les ganglions envahis et dans les végétations péricardiques.

OBSERVATION XXI. — Braque anglais, trois ans, appartenant à M. W..., quai de l'Hôtel-de-Ville, 76, à Paris.

Malade depuis cinq mois. Diarrhée, quelques vomissements, quintes de toux sèche, forte, pénible ; diminution de l'appétit. Amené à Alfort le 31 mars 1893.

*État actuel.* — Maigreur très prononcée ; respiration accélérée, oppression, râles muqueux et sibilants à l'auscultation des deux poumons. Résonnance atténuée. L'animal a été observé pendant cinq jours. On n'a observé ni toux, ni jetage, ni vomissement. Les aliments distribués ont été régulièrement consommés. — Réaction de 1° à la suite d'une injection de 10 centigr. de tuberculine.

*Autopsie.* — Une dizaine de petits tubercules récents, durs, blanchâtres, développés dans l'épaisseur de la muqueuse intestinale. Quelques granulations sur l'épiploon et le mésentère. Hypertrophie légère des ganglions mésentériques. Foie volumineux, criblé de tubercules de toutes dimensions, offrant les caractères du foie des volailles phtisiques. L'un des lobules est transformé en masse tuberculeuse jaunâtre à la surface de laquelle adhère l'épiploon. Léger épanchement pleural. Granulations et quelques tubercules dans les deux poumons. Les ganglions trachéo-bronchiques du côté droit sont profondément altérés ; ils forment une masse ovoïde, mesurant 18 centimètres de circonférence en son milieu. Le lobe antérieur du poumon droit est soudé à cette masse ganglionnaire par toute sa face profonde et semble faire corps avec elle. La plèvre médiastine est fortement épaissie, mamelonnée, bossuée par des adénopathies et recouverte de fines granulations ; on en remarque également sur la plèvre diaphragmatique.

Le péricarde présente quelques plaques d'épaississement. Le cœur est plus gravement affecté ; sur le ventricule droit, on voit une néoformation tuberculeuse de la largeur d'une pièce de deux francs, manifestement constituée par une série de granulations agminées ; en plusieurs autres points existent de semblables altérations, mais moins étendues ; la paroi du ventricule gauche montre un tubercule du volume d'un haricot.

Les deux reins sont profondément altérés; sur les coupes, on distingue un grand nombre de granulations tuberculeuses. Rien aux autres organes.

OBSERVATION XXII. — Chien épagneul, sept ans, appartenant à M. M..., rue Bara, 6, à Paris. Amené à la consultation le 6 avril 1893.

Malade depuis deux mois et demi. Le ventre est devenu volumineux, fluctuant; au bout d'une semaine, guérison apparente, puis l'épanchement se reproduit.

*État actuel.* — Embonpoint ordinaire, un peu d'abattement et de faiblesse; anhélation survenant après quelques instants d'exercice. Murmure respiratoire atténué dans la moitié inférieure du thorax, des deux côtés. Choc cardiaque très faible; bruits effacés; matité de la péricardite exsudative.

Injection de 8 centigr. de tuberculine. Réaction de 1°,3.

*Autopsie.* — Faible épanchement péritonéal et pleural. Rien d'anormal dans les organes abdominaux, sur le péritoine ni sur la plèvre. Quelques tubercules purulents ou caséeux dans les deux poumons. Épaississement du médiastin dont les ganglions antérieurs ont le volume d'une noisette. Péricardite fibrineuse; symphyse cardiaque étendue, occupant la partie inférieure de la face gauche du cœur jusqu'à la ligne médiane, mesurant 8 centimètres d'avant en arrière et 4 dans le sens opposé.

Constatation des bacilles dans les coupes des tubercules pulmonaires. Inoculation intrapéritonéale d'un cobaye avec 1/2 centimètre cube de liquide péricardique. Résultat négatif.

OBSERVATION XXIII. — Chien braque, six ans, appartenant à M. V..., route Nationale, 13, à Bonneuil. Présenté à la consultation le 7 avril 1893.

Malade depuis quelques semaines. Abattement, faiblesse, amaigrissement qui a fait de rapides progrès. L'appétit s'est maintenu. Pas de toux ni de jetage.

*État actuel.* — Émaciation déjà fort prononcée, malgré le peu de temps écoulé depuis l'apparition des premiers symptômes. Épanchement péritonéal abondant. Respiration précipitée, discordante; quelques râles à l'auscultation. Après la paracentèse, on perçoit, en arrière de l'hypocondre, une masse dure, irrégulière, qui paraît faire corps avec le foie.

Injection de 10 centigrammes de tuberculine. Réaction d'un demi-degré.

*Autopsie.* — Environ trois litres de liquide rougeâtre dans l'abdomen. Le péritoine offre les lésions de la granulie : il est couvert dans toutes ses portions de très nombreuses petites végétations grisâtres, réunies en séries linéaires sur le trajet des lymphatiques, confluentes sur la vessie, l'intestin, le pylore et la face postérieure du diaphragme. Le mésentère est fort épaissi par places ; sur les coupes, son tissu apparaît infiltré de granulations blanchâtres.

Le foie est criblé de tubercules ; les plus petits, très nombreux, récents, ont l'exiguïté d'un grain de sable et une teinte grisâtre ; beaucoup ont les dimensions d'un pois ou d'un haricot et une coloration blanchâtre ; quelques-uns, plus volumineux, jaunâtres, irréguliers à leur pourtour, sont ramollis au centre. L'aspect de l'organe est tout à fait celui du foie tuberculeux des espèces aviaires. Sur la face postérieure du lobe gauche, des tubercules confluents forment deux masses arrondies du volume d'une grosse noix, à bords indurés, légèrement en saillie à la surface du parenchyme hépatique. L'épiploon est hyperplasié, volumineux, aplati, creusé d'une profonde scissure logeant la rate ; sa surface, de teinte jaunâtre, est marquée, en certains points, de sillons irréguliers circonscrivant des reliefs peu saillants. — Cette masse très dure, de consistance fibreuse, jouit d'une certaine élasticité ; sa coupe apparaît incrustée de petits tubercules. A son origine, le long de la courbure stomacale, l'épiploon, déjà fortement épaissi, est couvert, sur ses deux faces, de petites agglomérations tuberculeuses analogues à celles du mésentère. Des adhérences multiples existent entre cette masse épiploïque, le diaphragme et l'intestin.

La rate ne présente que quelques tubercules. — Pas de liquide dans la cavité thoracique. La plèvre pariétale est normale. Le médiastin postérieur est parsemé d'un grand nombre de fines granulations, surtout abondantes sur sa portion inférieure. Dans les deux poumons, particulièrement dans les lobes moyens, on trouve des tubercules de divers âges, dont le volume varie entre celui d'un grain de mil et celui d'une noisette. Les plus gros ont subi la transformation caverneuse. Les ganglions bronchiques sont à peine hypertrophiés.

Nombreux bacilles dans le pus des tubercules pulmonaires.

OBSERVATION XXIV. — Chienne de montagne, neuf ans, appartenant à M. M..., 4, rue du Bac, à Paris. Abandonnée à l'École, le 4 mai 1893. Atteinte depuis environ un an de carcinome des deux dernières mamelles ventrales droites.

*Autopsie.* — Tuberculose miliaire du péritoine pariétal, du mésentère et de l'épiploon. Épaisse couche de végétations développées sur la face postérieure du diaphragme. Très nombreux tubercules hépatiques, la plupart du volume d'un pois, sphériques, calcifiés, faci-

lement énucléables; quelques-uns plus petits, a centre caséeux.
Tuberculose miliaire récente et hypertrophie de la rate. Tuberculose des reins : ces organes, volumineux, irréguliers a leur surface,
apparaissent sur la coupe farcis de granulations grisâtres et
creusés de plusieurs foyers purulents, dont le contenu est plein
de bacilles. Pas d'altération des ganglions mesentériques ni de
la muqueuse intestinale. — Exsudat pleural grisâtre, peu abondant. Tuberculose médiastine à caractères fort remarquables; sur
le médiastin postérieur, cinq masses tuberculeuses isolées dont le
volume varie entre celui d'un œuf et celui du poing ; leur surface,
grisâtre, marquée d'épais sillons et de fines arborisations vasculaires,
est semée d'une infinité de petits tubercules blanc jaunâtre, presque
confluents ; leur coupe est fibreuse, criblée de nodules calcifiés ;
le ganglion sous-œsophagien est allongé, fusiforme, de la grosseur
d'un petit œuf, farci de tubercules ; le médiastin antérieur et toutes
les portions du médiastin postérieur comprises entre les tumeurs pré-
citées sont couverts de granulations isolées ou confluentes. L'examen
attentif des lobes pulmonaires n'y fait découvrir que quelques tubercules, excepté dans le lobule profond du poumon droit ; ce lobule
est profondément envahi, la division bronchique qui s'y ramifie a sa
muqueuse épaissie et recouverte d'une couche de végétations fermes,
denses, fibreuses, qui se prolongent dans la grosse branche correspondante. Pas d'hypertrophie notable des ganglions bronchiques.

A l'examen microscopique, les végétations de la muqueuse bronchique se montrent formées d'un tissu conjonctivo-fibreux infiltré
d'éléments embryonnaires; par places, on rencontre des follicules
tuberculeux d'aspect caséeux dans leur partie centrale et dont les
couches périphériques sont formées d'éléments épithélioïdes et embryonnaires. Les bacilles y sont moins rares que dans les lésions
analogues de l'observation XII. On peut en constater un certain
nombre sur presque toutes les préparations.

L'exsudat pleural, ensemencé sur gélatine et sur gélose, a donné
des cultures de streptocoques et de staphylocoques blancs.

OBSERVATION XXV. — Chien de rue, six ans, appartenant a M. D.,
quai de la Marne, 34, à Alfortville. — Souffrant depuis deux mois.
A toujours consommé très régulièrement sa ration, mais il a
notablement maigri.

Présenté à la consultation le 24 mai. Très méchant; montre les
dents dès qu'on cherche à l'examiner. La respiration est accélérée
et pénible. Faiblesse et émaciation. On le tient en observation pendant deux jours sans noter aucun autre symptôme; on ne peut
d'ailleurs faire qu'un examen clinique incomplet.

*Autopsie.* — Quelques fines granulations tuberculeuses dans le foie. Rien aux autres organes de la cavité abdominale. — Tuberculose des plèvres costale et diaphragmatique; un peu d'épanchement dans les deux sacs pleuraux. Tuberculose miliaire des poumons; quelques tubercules anciens, plusieurs ilots cicatriciels. Adénopathie trachéo-bronchique.

Constatation des bacilles dans les lésions pulmonaires.

L'ensemencement du liquide pleural sur gélatine et sur gélose a donné des colonies de staphylocoques blancs.

OBSERVATION XXVI. — Chien braque, quatre ans et demi, appartenant à M. L..., 45, boulevard Saint-Michel, à Paris.

Malade depuis huit mois. En septembre 1892, le chien fit à la campagne un séjour de quelques semaines; à son retour, on s'aperçut que la région dorsale était le siège d'une tumeur molle, uniformément fluctuante et indolente. Peu à peu l'appétit diminua; l'animal s'amaigrit; de temps à autre il faisait entendre une toux sèche, forte, quinteuse. Pas de jetage. On n'a observé ni vomissements ni diarrhée. — Présenté à la consultation le 29 mai.

L'amaigrissement et les phénomènes perçus à l'examen de la poitrine font soupçonner la tuberculose ou des tumeurs malignes généralisées. Prévenu de la gravité du mal, le propriétaire demande que son chien soit sacrifié.

*Autopsie.* — Foie couvert d'une multitude de petits tubercules jaunâtres, sphériques, dont le volume oscille entre celui d'un grain de chènevis et celui d'un pois. Quelques granulations dans les deux reins; sur la face inférieure du rein droit, un tubercule volumineux, aplati, occupant toute l'épaisseur de la couche corticale. Tuberculose miliaire du poumon et de la plèvre; un seul foyer caverneux ancien. Péricardite sèche; sur l'épicarde, notamment vers la base du cœur, tubercules qui pénètrent dans la couche superficielle du myocarde. Deux granulations vers le centre de la lame principale de la mitrale. Légère adénopathie bronchique. Kyste séreux de la région dorsale.

Nombreux bacilles dans le contenu de la caverne pulmonaire.

OBSERVATION XXVII. — Chienne dogue, deux ans, appartenant à M. B..., 35, rue Charlot, à Paris.

Présentée à la consultation du 21 juin. Malade depuis trois mois. Amaigrissement, signes de faiblesse, toux, inappétence.

A l'examen du thorax, souffle et matité à droite. — Réaction de 1° à la suite d'une injection de 8 centigrammes de tuberculine.

*Autopsie.* — Tuberculose du poumon, des ganglions bronchiques, de la plèvre, du foie, des reins et du péritoine.

OBSERVATION XXVIII. — Chien de montagne, deux ans, appartenant à M. S..., 54, rue Pelet, à Alfortville.

Amené à la consultation le 6 juillet. Malade depuis un mois. Maigreur, accélération de la respiration, dyspnée. Râles muqueux et crépitants à l'auscultation. Pas de matité. — Injection de 10 centigrammes de tuberculine. Réaction de 1°,7.

*Autopsie.* — Nombreux tubercules dans les deux poumons. Adénopathie bronchique. Quelques granulations sur les plèvres.

OBSERVATION XXIX. — Chien de montagne, trois ans, appartenant à M. Z..., rue des Trois-Bornes, à Paris.

Présenté à la consultation le 9 juillet. Malade depuis trois mois. Faiblesse, amaigrissement, ascite, dyspnée. Quelques rares quintes de toux. — Réaction de 1°,1 à la suite d'une injection de 12 centigrammes de tuberculine.

*Autopsie.* — Adénopathies mésentériques, nombreux tubercules dans le foie, quelques ulcérations sur la muqueuse intestinale. Tuberculose du poumon et de la plèvre.

OBSERVATION XXX. — Chien griffon, quatre ans, appartenant à M. D..., 64, rue des Gravilliers, à Paris.

Amené à la consultation le 18 juillet. Malade depuis quatre mois. Maigreur très prononcée, symptômes d'une affection chronique du poumon. Injection de 8 centigrammes de tuberculine. Réaction de 6 10 de degré.

*Autopsie.* — Tuberculose du péritoine, du foie et des reins. Cavernes pulmonaires. Tubercules et quelques granulations sur la plèvre. Adénopathies bronchique et médiastinique. Ulcérations récentes de la muqueuse intestinale. Légère adénopathie mésentérique.

OBSERVATION XXXI. — Chien de montagne, 11 ans, appartenant à M. C..., 19, rue Véron, à Alfortville.

Présenté à la consultation le 21 juillet. Malade depuis deux mois. Embonpoint à peine diminué, respiration accélérée, essoufflement rapide à l'exercice. Ascite. — Injection de 10 centigrammes de tuberculine. Réaction de 1 degré.

*Autopsie.* — Lésions tuberculeuses du foie, du poumon et de la plèvre.

OBSERVATION XXXII. — Chien épagneul, cinq ans, appartenant à M. B..., 12, avenue du Marché, à Charenton.

Malade depuis environ six mois. Présenté à la consultation le 23 juillet. Émaciation profonde ; facies tuberculeux. — Injection de 15 centigrammes de tuberculine le 24 juillet à 9 heures du soir. Mort pendant la nuit.

*Autopsie.* — Tuberculose du péritoine, du foie, de la rate, des plèvres, des poumons, du péricarde. Lésions rénales considérables ; la substance corticale des deux reins est presque entièrement détruite par de volumineux tubercules. Tuberculose de la prostate ; la compression des lobes de cette glande, après incision de l'urèthre, fait sourdre par les orifices des canaux excréteurs, un liquide muco-purulent grisâtre, très riche en bacilles. L'urine trouvée dans la vessie est purulente et contient des bacilles en grand nombre.

5321-93. — CORBEIL. Imprimerie CRÉTÉ.